VEGANOS O VEGETARIANOS

Beneficios e inconvenientes

© Adolfo Pérez Agustí (2019)

VEGANOS O VEGETARIANOS

Beneficios e inconvenientes

© Adolfo Pérez Agustí

HE AQUÍ ALGUNOS RAZONAMIENTOS QUE DEMUESTRAN LA INCONVENIENCIA DE COMER CARNE DE MAMÍFEROS

El ser humano no es un carnívoro en el sentido estricto de la palabra, ya que, entre otras cuestiones, no posee la flora intestinal adecuada para el consumo de carne, lo que da lugar a fermentaciones pútridas diarias reflejadas en forma de ventosidades. Las heces de una persona consumidora habitual de carne huelen mucho peor que las de un vegetariano y, sin embargo, la de los animales carnívoros apenas huele.

Un animal carnívoro tiene mucho más desarrollados los colmillos que nosotros, mientras que el hombre desarrolla más las muelas, adecuadas para masticar la fibra de los vegetales y cereales para convertirlas en papilla.

Los auténticos carnívoros no pueden mover lateralmente sus mandíbulas, mucho más prominentes que en el ser humano. Necesitan disponer de una fuerte palanca mandibular parar triturar huesos, cartílagos y tendones.

El intestino del ser humano es muy largo, adecuado para absorber lentamente los nutrientes, mientras que en los carnívoros es más corto y agresivo. Por ello puede disgregar y asimilar rápidamente grasas, huesos y tendones.

Los carnívoros tienen un hígado mucho mayor que los hombres y puede neutralizar mejor las toxinas presentes en las vísceras de los animales que han comido.

El hombre suda a través de la piel y elimina así muchas toxinas, mientras que los carnívoros lo hacen especialmente por la lengua.

La saliva del hombre es muy abundante y gracias a ella comienza en la boca la digestión de los hidratos de carbono presentes en los vegetales. Los carnívoros no tienen en ella la enzima tialina necesaria para este proceso.

El estómago de los carnívoros segrega mayor cantidad de ácido clorhídrico que el del ser humano, ácido que es necesario para la digestión de la carne. Las úlceras gastroduodenales vienen precisamente por la gran cantidad de ácido clorhídrico que se segrega para poder digerir la carne que se come. Cuando se suprime la carne se mejoran o curan las úlceras.

La carne es un alimento procedente de cadáveres en estado de putrefacción, justo después de la rigidez cadavérica.

Su conservación es muy delicada, se corrompe con facilidad, acumula con frecuencia parásitos y bacterias (incluso mortales), y se hace necesario cocinarla y condimentarla para que sea agradable al paladar. En su estado natural es difícil de masticar, digerir y asimilar, salvo para los animales auténticamente carnívoros, quienes no gustan de la carne cocinada. Por contra, los vegetales se pueden comer crudos o cocinados, solos o mezclados con otros vegetales.

A los enfermos se les pone enseguida una dieta vegetariana, más saludable y digestible. Si es sana y nutritiva para los enfermos, lógicamente debe serlo igualmente para los sanos.

La dieta vegetariana no engorda, nos mantiene en el peso correcto.

Los vegetales no crean enfermedades por su consumo, pero las carnes producen enfermedades cardiovasculares, aumento del colesterol, artritis, fiebre aftosa, triquinosis, "vacas locas", exceso de ácido úrico, hipertensión arterial, etc.

La carne provoca adicción.

Para conseguir un kilo de carne de mamífero son necesarios SIETE o DIEZ kilos de cereales. Proporcionalmente, esos kilos de cereales bastarían para alimentar perfectamente a una persona sin necesidad de otros alimentos, mientras que ya sabemos que comiendo solamente carne no es posible la supervivencia. Si el hombre volviera a sus orígenes y dedicase las cosechas a su propio consumo, en lugar de alimentar con ellas al ganado, el hambre mundial quedaría corregida inmediatamente y hasta el aire estaría más saludable, con menos metano.

El consumo de carne produce agresividad. Los pueblos tradicionalmente carnívoros han sido desde siempre los más violentos.

CAPÍTULO 1

DIFERENCIAS

Aunque existen diferentes tipos de vegetarianos, el hilo conductor es una dieta que se centra en los alimentos de origen vegetal. Muchos toman la decisión de llevar una dieta vegetariana no solo por temas éticos, sino por temas de salud.

Los lacto-ovo-vegetarianos evitan la carne de todos los animales, incluso los pescados.

Los pescatarianos comen pescado pero no la carne.

Los lacto-vegetarianos consumen productos lácteos pero no huevos.

Los ovo-vegetarianos consumen huevos pero no lácteos.

Los veganos evitan todo alimento animal, incluida la miel.

Algunas personas se llaman a sí mismas semi-vegetarianas, pero la mayoría de las sociedades vegetarianas y veganas no aceptan este término.

Un vegetariano debe tomar decisiones cuidadosas sobre su dieta y comer una amplia variedad de alimentos para garantizar que cumplan con sus requisitos nutricionales. Algunos veganos pueden necesitar tomar suplementos.

Clasificación

Vegetarianos

Ovo-lácteo-vegetarianos: Comen vegetales, huevos y lácteos, pero no carne, ni pescados.

Ovo-vegetarianos: Consumen vegetales y huevos, pero no lácteos.

Api-vegetarianos: Consumen miel de producción local y vegetales.

Los vegetarianos únicamente eliminan la carne y el pescado de su dieta habitual, por lo tanto, consumen productos procedentes del animal, como el huevo o los lácteos, e introducen en su dieta diaria una cantidad mayor de frutas y verduras.

Al tener gran variedad de productos tanto naturales, como de procedencia animal, no existe un patrón único dentro de la alimentación vegetariana.

Veganos

En el caso de los veganos, aparte de no consumir carne animal, tampoco consumen ningún tipo de alimento procedente de estos. Además, poseen una cuestión ética en cuanto a sacrificar animales para el consumo humano, pues consideran que los animales, hablando jerárquicamente, están al mismo nivel que el ser humano, no en un escalón inferior. Todos los seres vivos están al mismo nivel y tienen los mismos derechos, por lo que, además de la dieta, adoptan un estilo de vida consecuente.

Su dieta está basada sobre todo en verduras, frutas, frutos secos, semillas... aunque ello no les impide reunir todas las proteínas, vitaminas o carbohidratos que necesita su organismo sin recurrir a ningún producto de origen animal, simplemente han de tener una atención especial.

Dentro de los veganos están:

Crudiveganos: Toman los alimentos en su estado natural, crudos, para que tengan el máximo de nutrientes y no los pierdan al cocinarlos.

Frugivoristas: es una alimentación basada en frutas, aunque algunos toman también frutos secos y semillas.

Flexitarianos: Dan prioridad a las verduras en su dieta, pero de forma ocasional consumen carne o pescado.

Cualquiera que sea la razón para elegir una dieta vegana, es importante saber exactamente lo que esta decisión puede hacer para su cuerpo. Si bien es probable que note muchos cambios positivos, también es importante estar al tanto de los riesgos.

CAPÍTULO 2

SOBRE LA DIETA SALUDABLE

PROTEÍNAS: LAS NECESARIAS

Diferentes tipos

La masa de los músculos, vísceras, cerebro, nervios, piel, pelo y uñas, así como las fibras elásticas y de otro tipo que enlazan entre sí las células y los tejidos, están constituidas básicamente por proteínas. Son de muy diferente variedad, desde las duras queratinas del pelo y de las uñas, hasta la albúmina blanca de la clara del huevo. De ellas depende la labor de reconstrucción de los tejidos, por lo que podríamos asegurar que envejecemos desde el momento en que la destrucción supera a la reconstrucción. Son la base de la vida en general y de las células en particular.

Aunque existen millares de proteínas, se asemejan mucho químicamente y una característica común a todas ellas es su baja solubilidad. En el caso de la fibra muscular, los millares de átomos enlazados unos a otros les permite enrollarse en forma de resorte, acortando así el músculo, lo que a su vez se traduce en una enérgica tracción muscular.

Hay dos clases generales de moléculas de proteínas: las proteínas globulares y las fibrosas. Las globulares son generalmente compactas, solubles, y de forma esférica, mientras que las fibrosas son típicamente alargadas e insolubles. Ambas pueden presentar uno o más de los cuatro

11

tipos de estructura de la proteína, primaria, secundaria, terciaria y cuaternaria, determinando su función. Por ejemplo, las proteínas estructurales tales como colágeno y queratina, son fibrosas. Las proteínas globulares como la hemoglobina, se pliega y es compacta. La hemoglobina, que se encuentra en la parte roja de la sangre, es una proteína que contiene hierro el cual se une a las moléculas de oxígeno. Su estructura compacta es ideal para viajar a través de estrechos vasos sanguíneos.

Síntesis de las Proteínas

Las proteínas se sintetizan en el organismo a través de un proceso conocido como traducción que se manifiesta en el citoplasma y consiste en la representación de los códigos genéticos que se ensamblan durante la transcripción del ADN. Las estructuras celulares llamadas ribosomas, ayudan a traducir los códigos genéticos en las cadenas polipeptídicas que realizan varias modificaciones antes de convertirse en proteínas en pleno funcionamiento.

Funciones

Los anticuerpos son proteínas especializadas que participan en la defensa del cuerpo contra invasores extraños (antígenos). Pueden viajar a través de la sangre corriente y son utilizados por el sistema inmunológico para identificar y defenderse contra las bacterias, virus y otros organismos extraños. Una forma de actuar los anticuerpos contra los antígenos, es contrarrestar mediante la inmovilización de ellos de modo que pueden ser destruidos por las células blancas de la sangre.

Las proteínas contráctiles son responsables del movimiento e incluyen la actina y la miosina. Estas proteínas están implicadas en la contracción y movimiento del músculo.

Las enzimas son proteínas que facilitan las reacciones bioquímicas y se emplean a menudo como catalizadores, ya que aceleran estas reacciones. Los ejemplos incluyen la lactasa y la enzima pepsina. La lactasa rompe la lactosa del azúcar de la leche. La pepsina es una enzima digestiva que trabaja en el estómago para descomponer las proteínas de los alimentos.

Las proteínas hormonales son proteínas mensajeras que ayudan a coordinar ciertas actividades corporales. Los ejemplos incluyen la insulina, la oxitocina, y la somatotropina. La insulina regula el metabolismo de la glucosa mediante el control de la concentración de azúcar en sangre. La oxitocina estimula las contracciones en las mujeres durante el parto y la somatotropina es una hormona de crecimiento que estimula la producción de proteínas en las células musculares.

Las proteínas estructurales son fibrosas y filamentosas y brindan apoyo. Los ejemplos incluyen la queratina, colágeno y elastina. Las queratinas fortalecen las cubiertas de protección como el pelo, plumas, plumas, cuernos y picos. El colágeno y la elastina proporcionan apoyo a los tejidos conectivos, tales como los tendones y ligamentos.

Las proteínas de almacenamiento almacenan los aminoácidos. Los ejemplos incluyen la ovoalbúmina y la caseína. La ovoalbúmina se encuentra en la clara de huevo y la caseína es una proteína a base de leche.

Las proteínas de transporte mueven las moléculas de un lugar a otro en todo el cuerpo. Los ejemplos incluyen la hemoglobina y los citocromos. La hemoglobina transporta el oxígeno a través de la sangre y los citocromos operan en el transporte de electrones de la cadena como proteínas transportadoras.

Composición

Su composición básica es de carbono, hidrógeno, oxígeno y nitrógeno, a los que con frecuencia se suman cantidades pequeñas, pero esenciales, de azufre y fósforo. Hay proteínas muy específicas, como la hemoglobina de los glóbulos rojos, que contiene hierro; la tiroglobulina de la glándula tiroides, que contiene yodo, o la caseína de la leche, que contiene fósforo.

Una forma de asegurarnos la absorción de algún mineral deficitario sería uniéndolo a una proteína, método conocido como quelación y que hoy día es la manera más racional de suministrar ciertos minerales a personas enfermas, en especial hierro y calcio.

LOS AMINOÁCIDOS

Lo que realmente caracteriza a las proteínas es el estar compuestas de otras unidades menores unidas entre sí, llamadas aminoácidos, siento éstos quienes en verdad se incorporan al organismo. Cuando se trata de formar un tejido nuevo o reconstruirle, se juntan de nuevo los aminoácidos para formar nuevas proteínas.

Principales aminoácidos

Los principales aminoácidos para el ser humano son: glicina, alanina, fenilalanina, valina, tirosina, leucina, triptófano, isoleucina, ácido aspártico, ácido glutámico, arginina, serina, histidina, treonina, lisina, cistina, prolina, cisteína y

14

metionina. Existen otros aminoácidos, como la hidroxiprolina, la hidroxilisina, la monoyodotirosina y la diyodotirosina, que no son componentes esenciales del tejido muscular.

Su procedencia

Lo importante es el consumo de aminoácidos en cantidades suficientes, vengan de donde vengan y las diferencias estarían en la cantidad que contenga el alimento en cuestión y el resto de sustancias que acompañan a dicho alimento. Por este motivo, no queda más remedio que inclinarse por la alimentación naturista, mucho más saludable que la cárnica, ya que si, a fin de cuentas, de lo que se trata es de asegurarnos nuestro aporte proteico, es mejor hacerlo con alimentos probadamente saludables.

Esenciales y no esenciales

Cualquier aminoácido, sea cual sea su origen, es idéntico a otro similar. El problema aparece cuando se habla de aminoácidos no esenciales, término injusto que diferencia los aminoácidos que el organismo es capaz de sintetizar, y por tanto no es necesario su aporte a través de la alimentación, y los otros, los esenciales, en el sentido de que debemos tomarlos en los alimentos, si queremos aportarlos a nuestro organismo.

Pero debe quedar claro que todos los aminoácidos son necesarios, tanto los esenciales como los no esenciales

Carne vs. vegetales

Los defensores de la alimentación cárnica sostienen que la carne es imprescindible para el aporte de proteínas, ya que tiene mayor valor biológico, esto es, su riqueza en aminoácidos esenciales es superior a las verduras. Esta teoría, mantenida desde el siglo XIX a causa de la visión subjetiva de un investigador llamado Liebing, ha causado mucho daño y pienso que nadie se ha preocupado de investigarla de nuevo.

Es cierto que determinadas verduras contienen menor riqueza de aminoácidos esenciales que la carne, pero esto no es aplicable al resto de los productos naturales. Por poner un ejemplo de algunos alimentos cuya riqueza en aminoácidos esenciales es superior a la carne, tenemos: la soja, el germen de trigo, el polen, la jalea real, la levadura de cerveza, las semillas de sésamo, el mijo y un largo etcétera.

Combinar los alimentos

Por otra parte, la combinación adecuada de los productos vegetales nos dará como resultado el que los vegetales nos puedan suministrar adecuadamente todos los aminoácidos que necesitamos. Mezclar cereales y legumbres, legumbres y semillas, leche con cereales o pan con queso, también nos asegurará una riqueza completa en aminoácidos, a lo que habrá que añadir una cantidad grande en aminoácidos no esenciales, que, aunque su nombre dé lugar a errores, son tan esenciales para el ser humano como los otros. La única diferencia está en lo dicho anteriormente: unos se pueden formar y los otros no, perosiempre y cuando se reúnan las condiciones idóneas para su formación, y esto no siempre es posible con la alimentación actual.

Valor biológico de las proteínas

Una clasificación distinta para las proteínas es juzgarlas según sea su valor biológico y este valor está en función de su riqueza en aminoácidos esenciales.

Cuanto más completa sea la proporción, más alto valor biológico tendrá dicha proteína, y en este sentido hay que reconocer que los alimentos cárnicos son superiores a la mayoría de los vegetales, salvo las excepciones mencionadas anteriormente. Pero este argumento aun así no es válido, ya que faltan dos motivos más para juzgar la preferencia de un alimento sobre otro: el primero es la NPU (utilidad neta de la proteína), y el segundo, cuáles son el resto de los elementos nutrientes que acompañan a una proteína.

Disponibilidad proteínica

Las carnes, cuya riqueza en proteínas es alto, tienen, sin embargo, un nivel de NPU apenas de un 67 por 100 y esto quiere decir que sus proteínas, aun estando compuestas de todos los aminoácidos esenciales, no pueden ser absorbidas en su totalidad. El huevo, por ejemplo, alcanza unos niveles de aprovechamiento (NPU) del 94 por 100 y la leche del 82 por 100. Por este motivo, una persona que quiera renunciar a una alimentación cárnica nunca tendrá carencia proteínica, como hasta ahora se quería demostrar, ya que le bastará mezclar leche con cereales integrales o arroz con huevos, para asegurarse su ración necesaria.

Otros nutrientes anexos

El segundo factor a tener en cuenta sería el resto de los elementos que contiene un alimento, y en este sentido la alimentación cárnica tiene todas las desventajas. Su contenido en grasas saturadas es altísimo, mientras que la alimentación vegetal es muy rica en grasas poliinsaturadas. Su contenido vitamínico y mineral es muy pobre comparado con la mayoría de los vegetales, así como también son deficitarias en hidratos de carbono complejos, aquellos que pueden ser metabolizados inmediatamente. Si a estos inconvenientes añadimos los residuos tóxicos que produce su metabolización (purinas, ácido úrico, etc.), tendremos pocas ventajas ya para seguir hablando de la carne como la única fuente válida de proteínas. En sustitución podemos comer pescado cuyo valor biológico es muy alto, su NPU alcanza el 80 por 100, y posee una gran riqueza en grasas poliinsaturadas, calcio, fósforo, yodo, etc.

¿Cuántas proteínas necesitamos?

No hay una cifra exacta. Las cifras orientativas han variado mucho desde primeros del siglo XX, en donde se hablaba de la necesidad de casi dos gramos de proteínas por kilo de peso, lo que sin lugar a dudas motivó el comienzo del auge de la alimentación cárnica como única manera de asegurarse la salud. Esta cifra desorbitada fue bajando poco a poco y durante bastante tiempo se mantuvo la cifra de un gramo por cada kilo de peso. Nadie sabe a ciencia cierta el porqué de esta cifra; quizá porque su promotor pensó que dando una cifra redonda se podía calcular mejor las necesidades de cada uno sin necesidad de hacer números. ¿Pesas setenta kilos? Pues setenta gramos de proteínas. Lo cierto es que aún hoy día muchos médicos siguen hablando de esta cantidad y a ella se atienen.

Eliminación de las proteínas

La única manera de conocer las cifras necesarias sería conociendo las pérdidas, pero aun así no podríamos estar seguros de su certeza, ya que el organismo es capaz de retener proteínas cuando hay gran demanda, como es el caso de insuficiente ingesta de hidratos de carbono o periodos de gran actividad física. Las personas convalecientes o recién operadas también demandan cantidades muy altas.

Ajustar a las necesidades individuales

Haciendo caso a la conclusión sobre las pérdidas, tenemos que una persona con una actividad media necesitaría un mínimo de treinta y tres gramos de proteínas útiles para cubrir sus necesidades y nunca deberían sobrepasarse los cincuenta gramos diarios, salvo en las circunstancias mencionadas anteriormente.

Factores que aumentan las demandas

Existen también otros factores que aumentan nuestras necesidades proteínicas, entre los que están: problemas emocionales (ansiedad, irritabilidad, dolor, tristeza), los cambios bruscos de clima, la sudoración abundante, el estrés, etc. También podemos acusar un déficit si nuestra alimentación es pobre en hidratos de carbono, circunstancia que se da normalmente en personas sometidas a regímenes de adelgazamiento, en los cuales se suprimen la mayoría de los hidratos de carbono y se sustituyen por alimentos cárnicos. Tremendo error que conduce a la enfermedad, la desnutrición y a una bajada de peso momentánea.

La cifra recomendada

Por todo ello, cifras superiores a 0,6 gramos de proteínas diarias no son necesarias y sobrepasarlas acarreará una serie de inconvenientes.

Los alimentos más ricos en proteínas serían pues: las gelatinas, el hígado, la carne, el pescado, los huevos, la leche, la soja, la harina integral, el cacahuete, el yogur, las semillas de girasol, el germen de trigo, los guisantes, la avena, las patatas, el maíz integral, las legumbres y el arroz integral.

CAPÍTULO 3

VEGETARIANOS

Historia

Los primeros registros de vegetarianismo provienen del siglo VI a.C., en la India, Grecia y la civilización griega en el sur de Italia, y se derivaron de un deseo de no dañar a los animales.

Los primeros rastros del vegetarianismo en Europa desaparecieron con la introducción del cristianismo en el Imperio Romano, pues consumían cordero por Pascua. Posteriormente, muchas órdenes de monjes en la Europa medieval prohibieron o limitaron el consumo de carne como un gesto de sacrificio personal o abstinencia, pero comieron pescado.

En los siglos XIX y XX, el vegetarianismo reapareció en la sociedad occidental. A medida que la investigación continúe apoyando los beneficios de una dieta vegetariana, más personas podrían volverse vegetarianas en el futuro.

Algunas personas se llaman a sí mismas vegetarianas, pero consumen pescado.

No es necesario comer carne para obtener todos los nutrientes necesarios para una buena salud. Una persona que elige no comer carne puede disfrutar de una mejor salud, porque comerá más alimentos de origen vegetal y porque puede ser más activa en la toma de decisiones saludables.

Se ha encontrado que una dieta vegetariana reduce el riesgo de enfermedades cardíacas, obesidad, hipertensión, diabetes tipo 2 y algunos tipos de cáncer, lo que lleva a una mayor esperanza de vida. Puede llevar a la pérdida de peso.

Alrededor del 5 por ciento de las personas en los Estados Unidos se describen como vegetarianos.

Ahora, las cosas están más complejas cuando alguien decide hacerse vegetariano, pues nuevas opciones han aparecido. Un vegetariano, anteriormente, no comía carne e incluso ni siquiera pescado, y se centraba en ese trío alimentario denominado como ovo-lácteo-vegetariano. Algunos médicos siguen hablando así.

Pero aunque algunos vegetarianos consumen huevos y productos lácteos, otros -los veganos-, son más estrictos, y no comen carne de los animales ni de las aves, ni sus subproductos, entendiendo como tales los huevos y los lácteos. Algunos, incluso, ni siquiera la miel. Otros, se llaman a sí mismos vegetarianos, pero consumen pescado.

En concreto:

Los pescadores comen pescado pero no carne, aunque sí vegetales.

Los lacto-vegetarianos consumen productos lácteos pero no huevos

Los ovo-vegetarianos consumen huevos pero no lácteos.

Los veganos evitan todos los alimentos de origen animal, incluida la miel.

Algunas personas se llaman a sí mismas "semi-vegetarianas", pero la mayoría de las sociedades vegetarianas y veganas no aceptan este término.

El autor de este libro, por ejemplo, es vegetariano en cuanto a que come los alimentos de la tierra, pero también admite el pescado y otros alimentos del mar pues, a fin de cuentas, la vida se generó en el mar, y no en la tierra. Su conclusión es sencilla: si todas las especies están aquí gracias al mar (nosotros incluidos), y la vida terrestre solamente fue posible cuando la vida marina estuvo consolidada, volvamos al origen.

Lo que está claro es que no es necesario comer carne para obtener todos los nutrientes necesarios para una buena salud, aunque algunos médicos pobremente informados nos sigan hablando de que necesitamos comer carnes o aves. Que se las coman ellos.

Una persona que elige no comer carne suele disfrutar de una mejor salud, porque comerá más alimentos de origen vegetal y porque puede ser más acertada en sus relaciones sociales. No obstante y no se equivoquen, no solamente siendo vegetariano gozará de buena salud. Es mejor que no se olvide de la mente y las emociones, como elementos clave.

Este capítulo se centrará en los lacto-ovo-vegetarianos, las personas que no consumen carne, pescado y productos relacionados, pero que comen huevos, productos lácteos y miel. Aunque hay diferentes tipos de vegetarianos, el hilo conductor es una dieta que se centra en los alimentos de origen vegetal.

Además de que una dieta vegetariana puede proporcionar una amplia variedad de alimentos saludables y nutritivos, los diferentes tipos de vegetarianos comen cosas diferentes. Por ejemplo, los lacto-ovo-vegetarianos evitan la carne de todos los animales, tanto la carne como el pescado.

Un vegetariano debe tomar decisiones cuidadosas sobre su dieta y comer una amplia variedad de alimentos para garantizar que cumplan con sus requisitos nutricionales y los veganos pueden necesitar tomar suplementos.

Vegetarianos vs. Carnívoros

Después de siglos de polémica y de fuertes controversias, la pugna entre vegetarianos y carnívoros sigue vigente. Las posturas son tan opuestas que difícilmente ningún grupo puede admitir su error. De un lado, los defensores de la alimentación "variada", los carnívoros, insisten que su dieta es la única manera de asegurarse todos los nutrientes que se necesitan para vivir. También afirman que el ser humano tiene colmillos, incisivos y muelas como cualquier carnívoro, y que si la naturaleza se los ha puesto es porque deben ser empleados. Por último, insisten en que las dietas monótonas son siempre deficitarias, que los vegetales no pueden suministrar todos los nutrientes y que la carne es el único modo de conseguir suficiente hierro y vitamina B-12. Para reafirmar su tesis, sacan a relucir unos casos de vegetarianos anémicos que demuestran que ese tipo de alimentación no es completa.

Los vegetarianos, a su vez, insisten en que ellos saben perfectamente lo que hacen, que poseen más y mejores conocimientos sobre alimentación que la mayoría de la población y que, basándose en ello, pueden afirmar que en los vegetales se encuentran todos los nutrientes necesarios para la vida; lo único que se requiere es mezclarlos adecuadamente, algo que es sumamente fácil.

Además, aportan pruebas de que los alimentos procedentes de la tierra no generan enfermedades como ocurre con la alimentación cárnica, se toleran perfectamente por sanos y enfermos, son mucho más económicos y proporcionan mayor longevidad.

Respecto a esa prueba "concluyente" de que la alimentación vegetariana produce anemia, aportan pruebas de que ese es un dato que se publicó en los años 50 y que habla de una comunidad de religiosos adventistas en la cual se detectó UN CASO de anemia en un niño vegetariano. Este dato, promocionado por la fábrica de extractos de carne Liebing, se utilizó como propaganda y por extraño que nos parezca todavía permanece en los libros de medicina como prueba inequívoca de los errores de la alimentación vegetariana. De una excepción, los médicos hicieron la regla.Pero ahora sabemos que esos datos estuvieron falseados en origen y que nadie se preocupó posteriormente de comprobarlo en las nuevas generaciones.

Lo que se puede asegurar ahora es que la alimentación vegetariana cubre perfectamente todas nuestras necesidades nutritivas y el único requisito es mezclarla entre sí, bien sea cereales con tubérculos, legumbres con verduras, o frutas con miel. Si, además, incorporamos algas a la alimentación, polen, jalea real, kéfir, yogur o frutos secos, no solamente estaremos aportando una alimentación sumamente equilibrada en cuanto a nutrientes, sino que será una alimentación saludable, energética y que proporciona gran calidad de vida.

Que además de ello queremos vivir en el campo, rodeado de flores y agua, y vestirnos con ropas artesanas, prescindiendo del coche y la televisión, somos muy libres de hacerlo, pero no imprescindible. Podemos elegir la alternativa vegetariana viviendo en una ciudad polucionada, vistiendo a la moda y hasta conduciendo un pequeño deportivo. Lo uno no debe excluir necesariamente a lo otro.

Y respecto a los defensores de la carne como alimento imprescindible, teoría que cada vez sostienen menos especialistas, es necesario insistir en que la carne de mamífero aunque ciertamente nos proporciona proteínas, hierro y vitamina B-12, a largo plazo puede generar problemas de salud. El hierro y las proteínas que contienen, fácilmente asimilables por los humanos, se pueden sustituir perfectamente con las legumbres y la mezcla de cereales, así como por los pescados.

El arenque es muy rico en vitamina B-12, y el hierro en la melaza de caña y los albaricoques. Además y he aquí un dato que no deberíamos olvidar, para conseguir un kilo de carne debemos emplear entre siete y diez de cereales (otras cifras nos hablan de 20), además de que un animal necesita muchos más cuidados que una cosecha y puede tener enfermedades fácilmente transmisibles a los humanos.

Aún más: la carne no posee ninguna propiedad curativa, es muy cara y según los estudios más serios genera agresividad en el ser humano. Si todavía sigue ocupando un lugar de privilegio en la alimentación es solamente por una falta de orientación objetiva hacia los consumidores.

Preguntas que suelen hacerse sobre la dieta vegetariana:

-¿Puedo pasar inmediatamente de mi alimentación cárnica a la vegetariana sin problemas de salud?

-Necesitará un periodo de adaptación paulatino, ya que la carne produce cierta adición y estímulo que puede echar de menos. Lo mejor es suprimir paulatinamente la carne de mamíferos y posteriormente la de aves.

-¿Puedo seguir comiendo pescado?

-El pescado es menos perjudicial para la salud y su consumo continuado no parece que produzca alteraciones conocidas. Si quiere prescindir por cuestiones éticas (no comer nada que se desplace o ande) puede hacerlo, pero hoy en día no se considera perjudicial tomar algún producto procedente del mar, a fin de cuentas, de ahí venimos.

-¿Y la llamada dieta lacto-ovo-vegetariana es la más idónea para la salud?

-Hay que tener en cuenta que la leche procede de los mamíferos y los huevos de las aves (además de...), lo que inclina a los verdaderos vegetarianos a prescindir incluso de estos alimentos. Los menos estrictos suelen consumir derivados lácteos como los quesos frescos, así como tres huevos a la semana. No obstante, una dieta vegetariana pura sabiamente llevada, es suficiente.

-¿Y el resto de los productos marinos?

-Se deberían consumir en abundancia las algas, incluso las de aguas dulces. Los pescados azules y mejillones son especialmente saludables.

-¿Las algas se consideran parte de la dieta vegetariana?

-No debe preocuparse si un alimento entra dentro de la denominación "vegetariana". No está siguiendo unos mandamientos religiosos, ni acatando normas médicas estrictas. Las algas son los vegetales del mar y por tanto emparentados totalmente con los terrestres; cómalas habitualmente sin problemas.

-¿Y si mi intención es ser estrictamente vegetariano?

-Debería comer solamente aquello que proporciona la tierra y en este sentido la oferta es tan grande que no hay problema, ni de cantidad, ni de calidad, ni de sabor.

-¿No tendré problemas de anemias o desnutrición?

-No más que el resto de la población. Tendrá problemas si come poco o con poca variedad.

-¿Qué alimentos vegetales son los más completos en cuanto a nutrientes?

-Los cereales y las legumbres. Tampoco debe olvidar las semillas (y los frutos secos en general), ni el polen o las levaduras. Solamente consumiendo estos alimentos, más algo de fruta, estará perfectamente nutrido.

-¿Son saludables la miel o el azúcar moreno?

-Son alimentos altamente energéticos y recomendables para la salud. Puede incluirlos habitualmente en su alimentación, pero debe procurar que no estén manipulados o refinados. No se olvide de la melaza de caña de azúcar.

-¿Hay que comer los alimentos vegetales preferentemente crudos?

-Depende del alimento y de usted mismo. La alimentación vegetariana debe ser una delicia para el estómago y el cuerpo en general, no un martirio. No crea que cociéndolos o añadiéndoles salsas los está estropeando. Sea flexible, no haga caso de los fanáticos, y procure que su alimentación sea agradable al paladar y a la vista. Si el alimento está más sabroso crudo pues estupendo, pero en caso contrario emplee los métodos culinarios adecuados para que sea sabroso. La ventaja de comer alimentos crudos es que no se pierden ni las enzimas, ni las vitaminas termolábiles.

-¿Se puede añadir sal?

-Sin sal la mayoría de los alimentos son indigestos. La sal sube la presión osmótica intestinal y permite su rápida absorción, además de hacer más sabrosos los alimentos y aumentar la cantidad de saliva. Emplee la sal marina sin problemas o sustitúyala por hierbas o condimentos naturales.

-¿Es imprescindible que los alimentos naturales sean integrales o cultivados biológicamente?

-No confunda imprescindible con deseable. Es mejor que sean totalmente naturales y sin refinar, pero el mercado no es tan amplio como para permitirnos elegir. No se preocupe si los compra en la frutería o verdulería del supermercado, ni tampoco se obsesione en consumir cereales o pastas integrales. Este paso a la alimentación integral debe hacerse paulatinamente, sino puede que se vuelva atrás con la misma rapidez que lo inició.

-¿Puedo freír las patatas o cocinar los alimentos de manera tradicional?

-No le va a ocurrir nada malo por tomar patatas fritas con una cerveza en el bar de la esquina, ni tampoco por hacerse una fabada asturiana. No convierta la alimentación en una norma rígida, ni se mortifique por prescindir de aquello que le gustaría comer. Cuando elija cambiar de tipo de comida debe hacerlo porque no le guste la otra, no por obligación.

Además, si normalmente su modo de comer es saludable y de vez en cuando se permite una salida del camino correcto, su salud no se resentirá. Tiene que demostrarse a sí mismo y a sus amigos, que no es un fanático irracional y que lo único que pretende es mejorar su salud.

Algunos ejemplos de alimentación vegetariana

Desayuno 1:

Muesli con yogur.

Desayuno 2:

Zumo de manzana o infusión de Ginseng.

Pan integral con mermelada de frutas y margarina.

A media mañana 1:

Zumo de uva con frutos secos.

A media mañana 2:

Aceitunas con rodajas de limón.

Comida 1:

Ensalada, arroz blanco o con verduras (se puede añadir productos del mar), fruta.

Comida 2:

Patatas cocidas con legumbres.

Ensalada de germinados.

Manzanas asadas.

Merienda 1:

Zumo de naranja, limón o similar. Queso fresco.

Merienda 2:

Zumo de frutas con miel.

Cena 1:

Sopa de verduras, pizza de atún o de vegetales, fruta.

Cena 2:

Ensalada de tomate, apio y zanahoria. Queso con pan.

Preguntas

¿Es el vegetarianismo una opción natural? SI

¿Los humanos fueron diseñados para comer carne? NO

¿Evolucionamos para consumir otras criaturas? SI

¿Comer carne está consagrado en nuestro ADN? NO

Hacerse vegetariano

La cantidad de personas entre los 8 y 18 años en los Estados Unidos que han elegido una dieta vegetariana es de alrededor del 3 por ciento. No es mucho, pero en un país de larga tradición cárnica es significativo.

Cualquier persona que decida volverse vegetariana necesita educarse para asegurarse de que continúen obteniendo sus nutrientes clave y los padres de niños vegetarianos deben asegurarse de que su hijo no solo omita la carne servida con la comida familiar, sino que también obtenga sus nutrientes de otras maneras.

Un cambio gradual puede funcionar mejor por dos razones:

Es más probable que se convierta en un estilo de vida y un movimiento nutritivo a largo plazo.No obstante, un cambio repentino en la dieta puede afectar el sistema digestivo de algunas personas al principio. Los cambios en el microbioma intestinal pueden llevar a una hinchazón temporal, por ejemplo. También puede llevar más tiempo para que los músculos se reparen sin proteína animal.

Reemplazar gradualmente la carne con más verduras, frutas, legumbres, como frijoles, lentejas y granos enteros, puede reducir este impacto. Otra idea es comenzar con alimentos familiares sin carne, como macarrones con queso y ensalada, antes de cambiar a nuevas recetas e ingredientes.

La American DieteticAssociation tiene estos consejos para las personas que desean dejar de comer carne:

Elija productos de granos integrales, como pan integral, arroz silvestre o integral y cereales integrales.

Siga una dieta variada, con granos integrales, frutas, verduras, legumbres, nueces, etc.

Use huevos y productos lácteos con moderación, si es que lo hace.

Tener una fuente regular de vitamina B12.

Asegure una ingesta suficiente de vitamina D, especialmente si la exposición a la luz solar es baja.

También sugieren reducir la ingesta de alimentos con alto contenido de azúcar y alto contenido de grasa, especialmente las grasas trans.

Ventajas y desventajas de ser vegetariano

Hoy en día, las dietas vegetarianas han ganado gran popularidad en todo el mundo. Una persona puede volverse vegana por razones éticas relacionadas con los derechos de los animales, por factores ambientales o por una mejor salud. Si es por la suma de las tres razones, indudablemente la elección es razonada y razonable. Pero en este libro queremos contemplar ese estilo de pensamiento y dieta, desde varias perspectivas.

Consejos

Muchos productos vegetarianos están disponibles para aquellos que están ocupados o que no se sienten seguros de sus habilidades culinarias, que incluyen comidas preparadas, hamburguesas vegetarianas y salchichas. La mayoría de los restaurantes ahora ofrecen opciones vegetarianas.

Sin embargo, las personas que cocinan su propia comida pueden estar seguras de su contenido, y convertirse en vegetariano puede alentar a las personas a aprender nuevas habilidades culinarias.

Hay otras entidades que suelen proporcionar consejos adecuados, aunque suelen ser norteamericanas.

La Asociación Americana de Diabetes ofrece una serie de ideas para las principales comidas y el desayuno, y algunas recetas.

Por su parte, la American HeartAssociation (AHA) ofrece consejos para no comer carne, especialmente para las personas que desean reducir sus niveles de colesterol y disminuir el riesgo de enfermedades cardíacas.

Algunas ventajas

Si ha adoptado una dieta vegetariana, probablemente lo haya hecho por razones éticas o nutricionales, o por ambas razones. Echemos un vistazo a algunas de las mejores razones para volverse vegetariano:

La dieta será baja en grasas saturadas.

La falta de carne o productos lácteos en su dieta hace que sea más fácil consumir menos grasa saturada. Esto mejorará su salud de varias maneras.

Le ayudará a perder peso, reducir el colesterol "malo" y disminuir su presión arterial, lo que lo protege contra las enfermedades del corazón. También hay evidencia que sugiere que volverse vegetariano puede reducir su riesgo de diabetes tipo 2.

Una amplia gama de nutrientes

Disfrutar de una dieta basada en alimentos de la tierra significa que es potencialmente más probable que se coma una variedad más amplia de frutas y verduras. Estos son ricos en antioxidantes que ayudan a proteger su cuerpo contra enfermedades, así como una gama de nutrientes, como:

Nutriente	Presencia
Beta caroteno (que el cuerpo convierte en vitamina A)	Verduras amarillas, rojas y verdes, frutas amarillas.
Vitamina B1	Fruta fresca, frutos secos, guisantes.
Vitamina B6	Verduras, habas de soja, patatas, cacahuetes.
Ácido fólico	Espinacas, espárragos, coles de Bruselas, brócoli, garbanzos.

Vitamina C	Frutas cítricas, fresas, grosellas negras, pimientos, brócoli
Vitamina E	Nueces y semillas
Vitamina K	Verduras de hoja verde, aceite vegetal, cereal.
Calcio	Verduras de hoja (excepto las espinacas), habas de soja, tofu, nueces
Magnesio	Frutas secas, legumbres, frijoles, nueces, granos enteros, hojas verdes
Potasio	Plátanos, chirivías, nueces, semillas, legumbres.

Otros nutrientes importantes, como la vitamina B12 y la vitamina D, se pueden encontrar en alimentos especialmente fortificados, como los cereales y la leche vegana.

Mayor ingesta de fibra

Estamos destinados a comer al menos 30 gramos de fibra a la semana, pero muchas personas en el Reino Unido, por ejemplo, no obtienen lo suficiente. Esto se debe a que la fibra solo se encuentra en alimentos de origen vegetal. Si su dieta contiene mucha carne y productos lácteos, es menos probable que obtenga lo que necesita.

De ello se deduce que cuando la dieta es 100% a base de verduras, es más fácil obtener suficiente fibra. Lograr esto mejorará la salud digestiva.

Obtendrá fibra soluble de frutas, vegetales de raíz y granos. Esto hace que las heces sean más suaves y más fáciles de evacuar. Luego está la fibra insoluble, que se encuentra en el salvado, los granos enteros, las nueces y las semillas, y ayuda a que los alimentos se muevan a través de su sistema digestivo fácilmente.

Un beneficio adicional de la fibra es que llena, por lo que es menos probable que se necesite un refrigerio entre las comidas. Esto es muy útil si la pérdida de peso es el objetivo.

Ética y medio ambiente

Si bien no es un factor nutricional, el aspecto moral es ciertamente importante para muchos veganos/vegetarianos. Algunas personas simplemente son más felices sabiendo que ningún animal ha sufrido en la preparación de su comida. Otros apuntan a factores como las prácticas agrícolas amigables con el medio ambiente para apoyar su decisión.

Beneficios médicos

Aquí hay algunas maneras en que evitar los productos cárnicos puede mejorar la salud de una persona:

Un peso corporal más bajo

Un estudio sobre 35.000 personas mostró que los consumidores de pescado, vegetarianos y veganos tenían un índice de masa corporal (IMC) más bajo que los que comían carne.

Niveles de colesterol más saludables

Los científicos han demostrado que una dieta vegetariana específica puede reducir el colesterol casi tan bien como el tratamiento con medicamentos. Los niveles de lipoproteínas de baja densidad (LDL) -el colesterol "malo"- que causa la obstrucción en las arterias coronarias, bajaron casi un 30 por ciento en los participantes que siguieron la dieta. Esto fue solo ligeramente inferior a los que usaron estatinas junto con su dieta habitual.

La dieta consistía en almendras, proteínas de soya, alimentos ricos en fibra como la avena y la cebada, y una margarina especial con esteroles vegetales, que se encuentra en las verduras de hoja verde y en los aceites vegetales.

Menor riesgo de desarrollar cáncer: la investigación muestra que, en general, los vegetarianos tienen un menor riesgo de muchos tipos diferentes de cáncer, en comparación con los que comen carne.

Una dieta vegetariana se ha relacionado con un menor riesgo de factores de riesgo cardiovascular. Los estudios han encontrado que mientras más gente consume carne, mayor es el riesgo de diabetes tipo 2. Posiblemente se deba a la carencia de enzimas en la dieta.

Los alimentos vegetarianos tienden a ser más bajos en grasa, especialmente en grasas saturadas, y más altos en fibra, que los alimentos de origen animal.

La Academia de Nutrición y Dietética señala que una dieta vegetariana puede beneficiar a personas de todas las edades:

"Las dietas vegetarianas adecuadamente planificadas, incluidas las veganas, son saludables, nutricionalmente adecuadas y pueden proporcionar beneficios para la salud para la prevención y el tratamiento de ciertas enfermedades. Estas dietas son apropiadas para todas las etapas del ciclo de vida, incluyendo el embarazo, la lactancia, la infancia, la niñez, la adolescencia, la edad adulta mayor, y para los deportistas".

Sin embargo, estos beneficios no seguirán inmediatamente a la decisión de dejar de comer carne. Al igual que cualquier dieta, una dieta vegetariana debe ser parte de un estilo de vida saludable en general, que incluye el ejercicio y excluye las opciones no saludables, como fumar y beber alcohol en exceso.

Otros beneficios

1. Presión arterial baja: los investigadores dijeron que, para algunas personas, comer una dieta vegetariana podría ser una buena forma de tratar la presión arterial alta sin medicamentos. Cuando los pacientes con presión arterial alta comienzan una dieta vegetariana, muchos pueden eliminar la necesidad de medicación.

2. Menor riesgo de muerte prematura. No queremos asegurar que comer carne lleve a las personas a un paso de la tumba, pero las investigaciones demuestran que ser vegetariano tiene muchos beneficios, entre ellos que tienden a ser más saludables en general, e incluso viven más tiempo. Según un estudio masivo, los vegetarianos viven un 20% más, quizá por el menor consumo de grasas saturadas y colesterol que obstruyen las arterias, pero hay otras muchas razones. También pueden tener un riesgo menor de enfermedades crónicas en general.

3. Beneficia el entorno. Si realmente queremos reducir el impacto humano en el medio ambiente, lo más simple y barato que uno puede hacer es comer menos carne. Detrás de

la mayoría de las carnes de res o pollo en nuestros platos hay un sistema de agricultura que desperdicia muchísimo dinero y que consume mucha tierra y energía. También destruye bosques para lograr tierras, contamina océanos, ríos, mares y aire, hay una dependencia del petróleo y el carbón, y es significativamente responsable del cambio climático. Las vacas, no se olviden, generan grandes cantidades de metano. Económicamente, comer carne sale mucho más caro que comer legumbres, por ejemplo.

4. Menor riesgo de diabetes: una dieta vegetariana probablemente no curará la diabetes, pero dará un descanso al páncreas. También reduce el riesgo de algunas complicaciones asociadas a la diabetes y posiblemente incluso permite una mayor eficacia de la insulina pancreática.

5. Menos probabilidades de tener sobrepeso. Aunque ser vegetariano no sea del agrado de todos, si está tratando de perder peso, ser vegetariano puede ser una buena parte del programa.

Desventajas

Cualquier dieta que restrinja un gran grupo de alimentos debe abordarse con cuidado. Los vegetarianos y veganos se enfrentan una serie de problemas cotidianos que pueden tener un impacto negativo en su salud y evitar que disfruten de sus alimentos.

Una dieta vegetariana no es automáticamente saludable y solamente funcionará si se toman las decisiones correctas.

Por ejemplo, las patatas fritas son vegetarianas, pero no necesita que le digamos que basar su dieta en ellas podría tener consecuencias negativas para la salud a largo plazo. Ya sea que coma productos de origen animal o no, es importante seguir una dieta balanceada que contenga una gama completa de nutrientes.

Podrían perderse nutrientes importantes.

Hay ciertos nutrientes que se encuentran en grandes cantidades en la carne y los productos lácteos. La proteína está relacionada con la carne y el pescado, el hierro se asocia con la carne roja y el pescado es bien conocido como una gran fuente de omega-3.

Si bien ya hemos visto que puede obtener estos nutrientes de fuentes vegetales, aquí están presentes en cantidades más pequeñas. Puede tomar una gran cantidad de planificación cuidadosa para asegurar que se satisfagan sus necesidades nutricionales y evitar problemas de salud.

Una dieta vegetariana no siempre es fácil de seguir

Obtener todos los beneficios de una dieta vegetariana puede ser un desafío. Cualquier plan de comidas controlado necesita variedad para mantenerlo interesante, de lo contrario, podría caer en malos hábitos.

También debe vigilar todas las etiquetas de sus alimentos, ya que no siempre es obvio si su alimento contiene productos de origen animal. Si bien la inclusión de huevo o productos lácteos siempre está resaltada, ciertos ingredientes no vienen con una advertencia especial y es posible que no quede claro que no son adecuados para vegetariana.

Luego está el tema de comer fuera. Si bien las opciones para los vegetarianos, ahora sin duda mejoran, cuando se está en un grupo, es posible que el menú no ofrezca muchas opciones.

Suplementos veganos para una dieta saludable.

Si está buscando formas de disfrutar de una dieta vegana saludable, hay una larga lista de suplementos sustitutos de la carne que proporcionan una gran fuente de proteína vegana, así como sustitutos lácteos veganos y formas de obtener suficiente hierro y omega-3.

Los riesgos nutricionales

Es importante obtener nutrientes, incluido el hierro, en una dieta vegetariana, ya que estos pueden escasear si no se poseen conocimientos adecuados sobre dietética.

Los nutrientes que pueden faltar son:

Calcio

Proteína

Vitamina D

Vitamina B12

Zinc

Buenas fuentes de hierro son los vegetales marinos, como el nori, los cereales fortificados para el desayuno, las legumbres, como las alubias y las lentejas, las frutas secas, como los higos, y el brócoli, entre otros. Consumirlos con alimentos ricos en vitamina C, por ejemplo, frutas cítricas o tomates, ayudará al cuerpo a absorber el hierro al formar ascorbato ferroso.

La leche y el yogur son fuentes importantes de calcio y los vegetarianos que evitan los productos lácteos pueden obtener calcio del tofu, la leche de soja fortificada, las verduras de hoja verde, las semillas de sésamo y los higos secos.

Es particularmente importante que los niños y adolescentes vegetarianos planifiquen su ingesta de nutrientes, ya que sus cuerpos aún se están desarrollando. La carencia de calcio y fósforo, por ejemplo, puede afectar la salud ósea a largo plazo.

La leche de soja fortificada y los cereales para el desayuno pueden ayudar en la síntesis de la vitamina D, pero también es necesaria la exposición a la luz solar.

De acuerdo con Kid'sHealth, ya no se considera esencial combinar proteínas en una comida para hacer una proteína completa, siempre y cuando se mantenga una dieta saludable y equilibrada durante todo el día. Las fuentes de proteínas, insistimos, incluyen huevos, leche de soja, nueces, mantequillas de nueces, semillas, humus, legumbres y cereales.

Los veganos y los vegetarianos tienen un mayor riesgo de desarrollar deficiencia de vitamina B12 en comparación con las personas que consumen productos de origen animal. El cuerpo humano no puede utilizar la forma de la vitamina a base de plantas, aunque una buena flora intestinal ayudará a que, junto al factor intrínseco del estómago y el oligoelemento cobalto, se sintetice la necesaria. Posteriormente, se acumulará en el hígado como reservorio. En ocasiones, no obstante, puede ser necesario un complemento.

Los productos lácteos normalmente proporcionan zinc, pero los cereales fortificados, los frijoles secos, las nueces y los productos de soja, pueden compensar esto. El zinc es un nutriente esencial que desempeña un papel en el metabolismo celular y la función inmunológica.

Seguir las pautas del Departamento de Agricultura de los Estados Unidos (USDA) puede ayudar a los vegetarianos a mantener una dieta balanceada. Estas son algunas de sus conclusiones:

1. Problemas de salud: es importante establecer un plan racional para obtener los nutrientes que se encuentran en fuentes animales a través de fuentes vegetarianas. Ponga especial atención a las proteínas, vitamina B12, calcio, vitamina D y otros. Todo lo encontrará en los vegetales, pero hay que saber mezclarlos y procesarlos.

2. Comer fuera puede ser un problema: ahora ya no lo es tanto, pero antes ser vegetariano era un verdadero desafío. La mayoría de los menús de los restaurantes estaban orientados a los consumidores de carne, y sus ofertas vegetarianas a menudo se limitan a los platos de carne con ausencia de carne. Ahora hasta los Burger King tienen platos veganos.

3. Las opciones de comidas de los vegetarianos anteriormente eran limitadas o poco sabrosas: ahora todo es diferente y la oferta es exquisita y amplia. Incluso hay carne vegetal o con aspecto de carne animal.

4. Cáncer colorrectal: un estudio publicado en el American Journal of Clinical Nutrition procedente de Oxford revela: "Dentro del estudio, la incidencia de todos los cánceres combinados fueron más bajos entre los vegetarianos que entre los que comen carne. Sin embargo, la incidencia de cáncer colorrectal fue mayor en los vegetarianos que en los que comen carne". Obviamente, el problema no está en la ausencia de carne y quizá la extirpación del apéndice tenga algo que ver con este tipo de cáncer.

5. Disminución de la densidad mineral ósea: las dietas vegetarianas pueden ser saludables cuando están bien equilibradas y si se consumen una variedad de alimentos. Es importante adquirir cultura nutricional para evitar la carencia de algunos nutrientes esenciales que influyen en el metabolismo óseo. Esto es especialmente importante en la infancia y la adolescencia, cuando el crecimiento y el recambio óseo son más intensivos. Hay estudios para evaluar el efecto de la dieta vegetariana sobre la densidad de la densidad ósea (DMO) y las concentraciones séricas de los marcadores del metabolismo óseo.

CAPÍTULO 4

VEGANOS

Cada vez más, a las personas les preocupa hoy la salud del medio ambiente. Algunos están muy preocupados por el tratamiento inadecuado de los animales de granja. Para muchos otros, la preocupación es sobre su salud y los cambios que pueden hacer para promover una mejor calidad de vida. Debido a estas preocupaciones, muchos están cambiando a una dieta basada en plantas y verduras.

Beneficios para la salud de ser vegano

Los veganos a menudo son mal entendidos como comedores marginales con una pasión antinatural por los derechos de los animales. Para los carnívoros, se trata casi de una religión o una cuestión ética. Pero, si bien muchos veganos son apasionados por los derechos de los animales, es hora de que otros vean que una dieta y un estilo de vida veganos van más allá de los derechos de los animales.

Seguir una dieta vegana saludable y equilibrada garantiza una gran cantidad de beneficios para la salud, así como la prevención de algunas de las principales enfermedades que afectan a las personas, tal y como se ha comprobado en América del Norte, un país tradicional en el consumo de reses.

Aunque los estudios de investigación sobre veganos son pocos en número, hay algunas cosas que se han demostrado claramente. Se observa que los veganos son significativamente más delgados, sus niveles de presión arterial son más bajos y tienen niveles más bajos de colesterol en sangre y colesterol LDL que otros vegetarianos y niveles mucho más bajos que aquellos que comen carne (omnívoros). Todos estos factores se traducen en un menor riesgo de enfermedad cardiovascular. El menor peso corporal también se asociaría con un menor riesgo de cáncer y diabetes.

Estas ventajas para la salud pueden explicarse en parte por el hecho de que las dietas veganas son más ricas en fibra dietética, más altas en potasio y magnesio, ácido fólico, las vitaminas antioxidantes C y E, y de fitoquímicos que promueven la salud. Frutas y verduras, granos enteros, legumbres y nueces han mostrado características protectoras contra las principales enfermedades crónicas.

Aquellos que consumen altos niveles de estos alimentos vegetales muestran niveles más bajos de enfermedades cardíacas, derrames cerebrales, diabetes, osteoporosis y algunos tipos de cáncer, en comparación con aquellos que consumen bajos niveles de los alimentos vegetales. Además, el uso de especias como la cúrcuma, el jengibre, el ajo y las cebollas para dar sabor a los alimentos, protege al consumidor contra el cáncer, los derrames cerebrales y las enfermedades del corazón.

Nutrición

Todos los siguientes beneficios nutricionales provienen de una dieta vegana llena de alimentos como frutas y verduras frescas, granos enteros, nueces, frijoles y productos de soja. Los alimentos de origen vegetal proporcionan fitoquímicos, que ayudan a prevenir y curar al cuerpo del cáncer, aumentan las enzimas protectoras y trabajan con antioxidantes en el cuerpo.

Grasas

Los productos lácteos y las carnes contienen una gran cantidad de grasas saturadas, parecen negativas pero realmente no lo son y todo depende de la cantidad. De tanto hablar de lo negativas que son, nos lo hemos creído y olvidamos que, entre otras cuestiones: aportan la energía de reserva que el cuerpo necesita para trabajar adecuadamente, mantienen un importante papel en el desarrollo de procesos como mantener saludables el pelo y la piel, permitir la absorción de las vitaminas liposolubles (A, D, E y K), y llenar las células del tejido adiposo que nos aíslan del exterior, especialmente del frío. También y en ausencia de los ácidos grasos esenciales, son necesarias para el desarrollo del cerebro, el control de la coagulación de la sangre y la inflamación. No obstante y como ya sabemos, el exceso proveniente mayormente de los alimentos cárnicos, alterará la salud cardiovascular.

Carbohidratos

Los carbohidratos proporcionan energía para el cuerpo de modo casi inmediato. Cuando no están disponibles, hay una pérdida de glucógeno hepático y el cuerpo quemará el tejido muscular.

Fibra

Una dieta alta en fibra (como suele ser la alimentación vegana) conduce a movimientos intestinales más sanos e incluso ayudan a combatir el cáncer de colon. No obstante, el exceso de fibra no absorbible impedirá la absorción de algunos nutrientes.

Magnesio

Ayudando a la absorción de calcio, el magnesio es una vitamina que a menudo se pasa por alto en importancia para una dieta saludable. Realmente es un antagonista del calcio en sus funciones y lo encontramos en las nueces, las semillas y las hojas verdes oscuras.

Potasio

El potasio equilibra el agua y la acidez del cuerpo y estimula los riñones para eliminar toxinas y sodio. Las dietas ricas en potasio han demostrado reducir el riesgo de enfermedades cardiovasculares y cáncer.

Folato

Esta vitamina B es una parte importante de una dieta saludable, pues ayuda a reparar las células, genera glóbulos rojos y blancos y metaboliza los aminoácidos.

Antioxidantes

Para la protección contra el daño celular, los antioxidantes son una de las mejores maneras de ayudar a su cuerpo y es posible que ayuden a evitar la formación de algunos tipos de cáncer.

Vitamina C

Además de estimular el sistema inmunológico, también ayuda a mantener las encías saludables y evita la formación de los moretones, a estimular las defensas, a producir hormonas suprarrenales y también es un antioxidante.

Vitamina E

Esta poderosa vitamina tiene beneficios para el corazón, la piel, los ojos, el cerebro e incluso puede ayudar a prevenir la enfermedad de Alzheimer. Una dieta rica en granos, nueces y verduras de hojas verdes oscuras, está llena de vitamina E.

Proteínas

Que las proteínasson indispensables para el cuerpo no es ninguna sorpresa, pero puede ser una sorpresa saber que la mayoría de los estadounidenses comen demasiadas proteínas en formas como la carne roja que no son formas saludables de obtener proteínas. Los frijoles, nueces, guisantes, lentejas y productos de soja son excelentes maneras de obtener la cantidad correcta de proteínas en una dieta vegana.

Prevención de enfermedades

Comer una dieta vegana saludable ha demostrado prevenir varias enfermedades. Descubra en la lista a continuación lo que podría evitar simplemente cambiando a una forma saludable y equilibrada de alimentación vegana.

Enfermedad cardiovascular

Comer nueces y granos enteros, al mismo tiempo que eliminar los productos lácteos y la carne, mejorará la salud cardiovascular. Un estudio británico indica que una dieta vegana reduce el riesgo de enfermedad cardíaca y diabetes tipo 2. Las dietas veganas ayudan mucho a prevenir el ataque cardíaco y el derrame cerebral.

El colesterol

Eliminando cualquier alimento que provenga de un animal mejorará los niveles de colesterol de la dieta y mantendrá sano su corazón.

Una dieta rica en granos integrales es beneficiosa para la reducción de la presión arterial alta.

Diabetes tipo 2

Una dieta vegana no solo es un arma contra la diabetes tipo 2, sino que también es "más fácil de seguir que la dieta estándar recomendada por las asociaciones médicas.

Cáncer de próstata

Un importante estudio demostró que los hombres en las primeras etapas del cáncer de próstata que cambiaron a una dieta vegana, detuvieron el progreso del cáncer o incluso pudieron haber revertido la enfermedad. El consumo de brécol les ayudó significativamente.

Cáncer de colon

Comer una dieta que contenga granos integrales, junto con frutas y verduras frescas, puede reducir considerablemente las posibilidades de cáncer de colon.

Cáncer de mama

Los países donde las mujeres comen muy poca carne y productos animales, tienen una tasa mucho menor de cáncer de mama que las mujeres en países que consumen más productos animales.

Degeneración macular

Las dietas con muchas frutas y verduras frescas, especialmente verduras de hoja verde, zanahorias, calabaza y batatas, pueden ayudar a prevenir la aparición de degeneración macular relacionada con la edad.

Cataratas

De la misma manera en que la degeneración macular se dirige a una dieta vegana, también se piensa que las cataratas se previenen mediante la ingesta de las mismas frutas y verduras. Producir alto contenido de antioxidantes también se cree que ayuda a prevenir las cataratas.

Artritis

La eliminación del consumo de lácteos se ha relacionado durante mucho tiempo con el alivio de los síntomas de la artritis, especialmente si se combina con una dieta sin gluten y vegana, incluso en la artritis reumatoide.

Osteoporosis

La salud ósea depende de un balance de ni demasiada o muy poca proteína, ingesta adecuada de calcio, potasio alto y sodio bajo, además de suficiente agua. Con una dieta vegana saludable, estos puntos establecen un escenario perfecto para prevenir la osteoporosis.

Beneficios físicos

Además de una buena nutrición y prevención de enfermedades, comer vegano también brinda muchos beneficios físicos. Con seguridad, una dieta vegana rica en alimentos proteicos hace que el cuerpo sea más fuerte, más atractivo y más energético.

Índice de masa corporal

Varios estudios de población muestran que una dieta sin carne lleva a un IMC más bajo, generalmente un indicador de un peso saludable y falta de grasa en el cuerpo.

Pérdida de peso

Una pérdida de peso saludable es el resultado típico de una dieta vegana inteligente. Comer vegano elimina la mayoría de los alimentos poco saludables que tienden a causar problemas de peso.

Energía

Al seguir una dieta vegana saludable, encontrará que su energía es mucho mayor.

Piel sana

Las nueces y las vitaminas A y E de los vegetales juegan un papel importante en la piel saludable, por lo que los veganos generalmente tendrán una buena salud de la piel quizá, también, por la mayor hidratación. Muchas personas mayores que cambian a una dieta vegana también notan una reducción notable en las manchas cutáneas.

Una vida más larga

Varios estudios indican que aquellos que siguen un estilo de vida vegano o vegetariano viven un promedio de tres a seis años más que aquellos que no lo hacen y con mejor salud.

Olor corporal

La eliminación de productos lácteos y carnes rojas de la dieta reduce significativamente el olor corporal. Ser vegano significa oler mejor, seguramente por la gran cantidad de clorofila de los vegetales.

Mal aliento

Los veganos frecuentemente experimentan una reducción en el mal aliento bucal.

El pelo

Muchos de los que siguen dietas veganas informan que su cabello se vuelve más fuerte, tiene más cuerpo y se ve más saludable.

Uñas

Las dietas veganas saludables también son responsables de uñas mucho más fuertes y saludables. Se dice que la salud de las uñas es un indicador de la salud general.

Síndrome premenstrual

Cuando cambian a una dieta vegana, muchas mujeres cuentan cómo los síntomas del síndrome premenstrual se vuelven mucho menos intensos o desaparecen por completo. Se cree que la eliminación de los productos lácteos también ayuda a quienes sufren de síndrome premenstrual.

Migrañas

Quienes padecen migrañas y siguen una dieta vegana frecuentemente descubren alivio de sus migrañas.

Alergias

La reducción de los productos lácteos, la carne y los huevos, a menudo se relaciona con el alivio de los síntomas de alergia. Muchos veganos reportan mucho menos congestión nasal.

LA DIETA NORTEAMERICANA

La dieta típica estadounidense no solo consiste en demasiada comida, sino que también depende de demasiados productos alimenticios innecesarios o toxinas. La siguiente lista explica cómo una dieta vegana puede eliminar estos problemas.

Proteínas animales

El estadounidense promedio consume el doble de proteínas de lo necesario para una dieta saludable y gran parte de eso proviene de la carne roja. Obtener proteína de las legumbres y los cereales, es mucho más saludable y reduce el riesgo de osteoporosis.

Leche de vaca lechera

El cuerpo humano no está diseñado para digerir la leche de vaca ni los productos lácteos; sin embargo, la idea de que la leche sea saludable se sigue diciendo en la publicidad. Hasta el 75% de las personas en el mundo pueden ser intolerantes a la lactosa y la caseína, y muchas personas sufren alergias o sensibilidades a la leche sin diagnosticar. Al eliminar la leche de vaca de su dieta, está mejorando su salud general.

Los huevos

Muchos nutricionistas creen que la cantidad de huevos en la dieta estadounidense es demasiado alta. Aún así, una pequeña cantidad de huevos cocidos quizá sea favorable.

Sin embargo, eliminar la carne de la dieta puede no disminuir el consumo de grasas saturadas y colesterol si se hace un uso considerable de leche, huevos y queso. Si consumen productos lácteos sin grasa y claras de huevo (sin la yema), la ingesta de grasas saturadas y colesterol se reducirá considerablemente. Los productos lácteos pueden conllevar, además, un ligero riesgo de intoxicación por Listeriosis y Salmonella, así como alergias de proteínas de la leche y residuos de antibióticos en la leche. Por otro lado, los huevos conllevan un riesgo de salmonelosis y deben cocinarse bien antes de consumirlos. Los ancianos, las mujeres embarazadas y los niños, son particularmente vulnerables a los huevos cocinados incorrectamente debido a su sistema inmunológico parcialmente comprometido.

Mercurio

La mayoría de los pescados y mariscos consumidos contienen mercurio.Si bien algunos peces tienen menos que otros, es casi imposible no poner mercurio en el cuerpo cuando se come pescado.

El azúcar

La mayoría de la gente ha oído que los estadounidenses consumen demasiada azúcar. Es necesario confiar en otros edulcorantes que no sean sintéticos, procesados o derivados de productos animales,pues son una forma más saludable de comer. Muchos veganos no comen azúcar procesada debido a que la mayoría del azúcar de caña se refina a través del carbón activado, la mayoría del cual proviene de huesos de animales.

Otros beneficios

Además de los beneficios para la salud mencionados anteriormente, seguir un estilo de vida y una dieta veganos también ofrece otros beneficios, desde ayudar al medio ambiente, hasta evitar infecciones bacterianas graves.

Los animales

Muchas personas comienzan una dieta vegana por preocupación por los animales. Ya sea que se oponga a las condiciones de los animales destinados a ser comidos (suena cruel, ciertamente) o por otra cuestión, volverse vegano ayudará a que su conciencia descanse fácilmente.

Medio ambiente

Cultivar plantas requiere muchos menos recursos que cuidar animales. Al comer vegano, puede ayudar a reducir el costo en el medio ambiente y eliminar el hambre mundial.

E. coli

Esta bacteria proviene de comer carne roja contaminada y es la principal causa de diarrea con sangre. Los niños pequeños, los que tienen sistemas inmunitarios comprometidos y las personas mayores, pueden enfermarse gravemente o morir de

E. coli. Comer vegano significa evitar completamente el riesgo de infección por E. coli.

Salmonella

Otra enfermedad gastrointestinal causada por productos animales, estrechamente relacionada con E. coli. La forma más frecuente en que las personas contraen la intoxicación alimentaria por salmonella es a través del contacto con huevos crudos o carne de pollo cruda de pollos infectados con salmonella. Una vez más, volverse vegano significa eliminar este riesgo por completo.

Enfermedad de las vacas locas

Es seguro decir que la mayoría de las personas querrían evitar contraer una enfermedad fatal no tratable. Una forma de asegurarse de no contraer la enfermedad de Creutzfeldt-Jakob, es no comer animales infectados con la enfermedad de las vacas locas. Si bien la incidencia de la enfermedad de las vacas locas no es alta en occidente, sí existe.

Suministro global de alimentos

Alimentar a los animales con cereales como fuentes de alimentos reduce la cantidad de alimentos disponibles para las naciones subdesarrolladas. Muchas personas pasarán hambre, mientras la misma comida que podrían estar comiendo se da a los animales criados para ser sacrificados. Comer vegano asegura que estemos lejos de participar en este desequilibrio.

El consumo de hormonas

Comer animales a los que se les han dado hormonas para acelerar el crecimiento (una práctica común en la industria de la carne), significa que esas hormonas ingresan en su cuerpo.

Esto no solo puede alterar el equilibrio natural de las hormonas, sino que algunas hormonas administradas a los animales han demostrado que causan el crecimiento de tumores en los seres humanos.

Los antibióticos

Con frecuencia se administran antibióticos para curar a los animales, lo que puede conducir a la resistencia bacteriana. Muchos de los antibióticos utilizados para tratar infecciones humanas también se usan en animales de alimentación.

Alimentación saludable

Una dieta vegana puede ser una forma mucho más saludable de comer y más barata.

Crudos

Una dieta cruda se presta al veganismo por la naturaleza misma de su diseño.

Orgánico

Comer orgánico y vegano es muy fácil de hacer. Hay una amplia variedad de recetas.

Sin grasa

De todos modos, la alimentación vegana suele ser bastante baja en grasas, pero la cocina vegana muestra cómo preparar una deliciosa comida vegana que siempre está libre de grasas.

Sin gluten

Debido a las alergias, la enfermedad celíaca o cualquiera que sea la razón por la que evite el gluten, no le impedirá cómo combinar lo mejor de la comida sin gluten con la cocina vegana.

Comer fuera

Comer fuera no se suele asociar con una alimentación saludable, pero una dieta vegana asegura que habrá muchas menos cosas malas en los alimentos que elija.

El postre

Comer un dulce vegano es también una experiencia única y sabrosa.

Vino

Si le gusta beber vino en las comidas, y mantiene lo de "blanco con pescado y rojo con carne", encontrará que la comida vegada combina con cualquier vino o bebida.

Evitar riesgos en la salud

Siempre hay preguntas sobre las ingestas de calcio y vitamina D y el impacto que éstas tienen sobre el riesgo de fracturas óseas en veganos. Eliminar los productos lácteos de la dieta elimina una buena fuente de calcio de la dieta. Los veganos, sin embargo, pueden obtener sus necesidades diarias de calcio de las verduras de hoja verde oscura (como el brócoli, las coles de Bruselas y la col rizada), las bebidas de soja y arroz fortificadas con calcio, los cereales y los jugos de naranja y manzana fortificados con calcio. Tofu, naranjas, higos y batatas también proporcionan cantidades útiles de calcio. Es importante añadir que, en general, el calcio es un mineral ampliamente presente en la mayoría de los alimentos,

Un gran estudio en el Reino Unido mostró que las fracturas óseas comunes no eran más comunes en los veganos, siempre que consumieran más de 525 mg de calcio al día. Además del calcio, otros componentes de una dieta a base de plantas que se cree que protegen la integridad de la estructura ósea son el potasio, el magnesio, la vitamina K2, la soja y ciertas hierbas culinarias, como el tomillo, la salvia y el romero. La base mineral para los huesos estaría, más concretamente, en el fosfato cálcico.

Las frutas ricas en potasio y magnesio proporcionan un residuo alcalino que protege contra la pérdida de hueso. Este residuo alcalino es especialmente importante para el envejecimiento del riñón, que tiene un problema con el manejo del exceso de ácido. Las hortalizas de hoja ricas en vitamina K2 facilitan la formación de la proteína ósea esencial osteocalcina. Las mujeres con una mayor ingesta de vitamina K2 (una verdura de hoja verde al menos una vez al día) tuvieron un riesgo 45 por ciento menor de fracturas de cadera en comparación con aquellas mujeres con una ingesta baja (comer una verdura de hoja menos de una vez por semana).

La soja es particularmente útil para proteger contra la pérdida de densidad mineral ósea, especialmente en mujeres postmenopáusicas. También se informa que las isoflavonas en la soja y otros alimentos, promueven significativamente la formación ósea e inhiben la pérdida ósea. Dos porciones de soja por día proporcionan el efecto óptimo.

La vitamina D3 necesaria para el metabolismo del calcio se puede obtener a partir de cereales fortificados con vitamina D, margarinas y bebidas de soja. Durante los meses de invierno, los alimentos ricos en vitamina D son esenciales, ya que el cuerpo sintetiza muy poca vitamina, si es que la contiene.

La deficiencia de hierro es una preocupación mundial para todos, especialmente para las mujeres en edad fértil. Eliminar los productos lácteos de la dieta no tiene ningún impacto en el estado del hierro, ya que la leche es una fuente muy pobre de hierro. Además, el hierro en el huevo no es fácilmente biodisponible. Por lo tanto, no se considera que el vegano tenga un mayor riesgo de deficiencia de hierro en comparación con otros vegetarianos. Recordamos, y esto es importante, que para una buena biodisponibilidad del hierro este debe estar como ascorbato ferroso, algo que se logran ampliamente con la alimentación vegetariana rica en vitamina C.

Una preocupación importante para quienes subsisten únicamente con alimentos vegetales, ha sido la vitamina B12. Mientras que la carne, la leche y los huevos tienen suficiente vitamina B12, las plantas no contienen ninguna. La deficiencia de vitamina B12 puede tener consecuencias graves, como demencia temprana, falta de coordinación, falta de memoria, disfunción nerviosa, pérdida de memoria, desorientación, dificultad para concentrarse y dificultad para mantener el equilibrio al caminar.

Es importante que los veganos consuman diariamente alimentos fortificados con vitamina B12, como las bebidas de soja y arroz fortificadas, algunos cereales y análogos de la carne, así como algas marinas. Leer las etiquetas es importante para asegurar que uno tenga una ingesta adecuada. De hecho, todas las personas mayores de cincuenta años deben consumir alimentos fortificados con vitamina B12, ya que pueden tener una disminución del ácido estomacal para digerir la vitamina B12 en alimentos de origen animal. La toma de medicamentos como el Omeprazol, aumentaría el déficit. Recordamos, no obstante, que la propia flora intestinal sintetiza la propia vitamina B12 y la almacena en el hígado.

Los ácidos grasos omega-3 de cadena larga son importantes para la salud cardiovascular, así como para la función cerebral y ocular. Los ácidos grasos se pueden obtener del pescado. Ahora, los vegetarianos pueden obtener el DHA de ácidos grasos omega-3 a partir de suplementos de microalgas. Además, el cuerpo puede convertir el ácido alfa-linolénico en el ácido graso omega-3 graso de cadena larga DHA, aunque este es un proceso bastante ineficiente. El ácido alfa-linolénico se puede obtener de una variedad de fuentes vegetales, como semillas de lino, aceite de canola, nueces, tofu, bebidas y productos de soja.

Conclusión

Mediante la selección de alimentos apropiados, un vegetariano puede elegir eliminar todos los productos animales de su dieta y seguir teniendo una dieta nutricionalmente adecuada. Una selección imprudente de alimentos puede dejar a uno corto de ciertos nutrientes y puede inducir síntomas de deficiencia y resultados de salud adversos. Seguir una dieta basada en plantas reduce el riesgo de problemas relacionados con la edad, como el sobrepeso, la presión arterial alta y las enfermedades del corazón.

´

CAPÍTULO 5

TABLA DE ALIMENTOS MÁS SALUDABLES

Evolución es el desarrollo de las cosas y organismos, por medio del cual pasan gradualmente de un estado a otro. Todas las especies y los organismos vivientes están sujetos a esta ley natural mediante la cual se adaptan a las circunstancias adversas y mejoran su propia especie. El ser humano es una más entre las especies, pero en la escala evolutiva ocupa un lugar de privilegio, pues su adaptación al medio ha superado a cualquier otra.

Por ello, cuando queremos tener claro el concepto de alimento saludable para el ser humano debemos repasar nuestra propia escala evolutiva, pues simplemente con estos datos conseguiremos definir qué alimento es *natural* para nosotros, y cuál desaconsejable.

Para simplificar, el alimento más saludable, aunque ello no implique el más sabroso, es aquel que se encuentra más alejado de nuestra posición en esa escala de la evolución de las especies.

Preste especial atención a los siguientes puntos(los primeros puestos son los alimentos más perjudiciales):

Alimentos procedentes de primates

Como son los orangutanes, monos y gorilas, además del hombre. Aunque en occidente no se consuman alimentos procedentes de ellos, suelen ser comida habitual en otros lugares. Los *sesos de mono* y las *glándulas de gorila* constituyen un manjar en ciertas regiones de Asia y África, por mucho que nos escandalice. Respecto a la carne humana, la historia y los pueblos han condenado siempre el *canibalismo*, no sin razón. Incluso la costumbre de comerse a los recién fallecidos es práctica reprobable en todo el mundo, no por cuestiones éticas ni religiosas, sino porque los curanderos de entonces sabían ya la incompatibilidad que existía al comer alimentos similares a nuestra composición orgánica.

Alimentos procedentes de mamíferos

Principalmente la vaca, la oveja o el caballo. Son muy parecidos a nosotros en cuanto a que tienen mamas y un período de gestación similar, por lo que al ocupar el segundo lugar no se deberían comer, ni ellos ni los subproductos que generen. No existen diferencias en cuanto al sexo del animal, ya que tan perjudicial puede ser comer carne de vaca, como de toro, buey o ternera. El mal no está solamente en la cantidad de grasas que su carne contenga, sino en la procedencia, aunque puestos a valorar la calidad del alimento el mal será menor en la medida en que exista menos cantidad de materia grasa, al ser éste el alimento más difícil de digerir. Por este mismo motivo, siempre será más perjudicial un trozo de tocino o panceta que una morcilla, valgan como ejemplo.

El mal de las vacas locas es un ejemplo más de la ignorancia del ser humano, al pretender convertir a un rumiante en un carnívoro. En el caso de las vacas la insensatez llegó al paroxismo al hacerle comer al animal miembros de su propia especie, en un intento demencial de convertirles en caníbales.

Alimentos que elaboran los mamíferos

Especialmente la **leche**, así como ciertas partes de ellos que no contienen carne, como ocurre con los huesos o la piel. Respecto a la leche de vaca, el alimento estrella para muchos expertos, debemos decir que es vital para los cachorros y terneros de esos mamíferos, pero no para el hombre. El bebé humano debe consumir **leche de su madre**, no de un animal, por muy *"maternizada"* que nos la presenten. Una vez que la naturaleza retira la leche a la madre, el destete, el niño debería sustituir este alimento por otro igual de nutritivo, como por ejemplo los cereales. La leche, por tanto, es **para los bebés**, pues los adultos carecemos de una enzima del aparato digestivo llamada *rennina*, la cual está presente en los niños y apenas en los adultos, manifestándose también cierta intolerancia a la lactosa.

En cuanto a los alimentos lácteos, **queso, yogur, kéfir**, al intervenir en su elaboración y fermentación ciertos microorganismos, se transforman ya en un alimento saludable y se pueden y deben consumir sin problemas.

Alimentos procedentes de las aves de corral o salvajes

Son el primer eslabón apto para el consumo humano y aunque no constituyen el alimento ideal se pueden tomar con moderación, lo mismo que sus productos. No obstante y como se ha demostrado en los trasplantes, ni siquiera los músculos procedentes de ellos están libres de producir rechazos, por lo que en primer lugar deberíamos concentrarnos en comer sus huevos, bastante más saludables que la carne. En ciertos países es muy apreciada la carne de avestruz.

Mamíferos procedentes del mar

Básicamente la ballena, el delfín y la foca. Suponen un salto a una escala diferente en nuestra evolución, ya que cuentan con caracteres similares y hasta un comportamiento depredador y familiar parecido, aunque el hecho de vivir en un medio diferente al nuestro les hace más aptos para nuestro consumo.

No obstante y como quiera que son especies protegidas y existen otras alternativas para comer, evite consumirlos si puede.

Reptiles

Tienen alguna similitud orgánica con los humanos pues poseen pulmones, pero que no son aptos para el consumo. En este aspecto, la maldición bíblica que pesa sobre ellos no es una casualidad, ni fruto de la imaginación, orientándonos desde hace milenios para que no los comamos. Otros animales no venenosos, como la tortuga marina, se pueden comer, lo mismo que sus huevos.

Gusanos

Es posible que la sola mención de ellos le resulte desagradable pero hay quien los come, ya sean procedentes de la tierra o del mar. Si los come por error no se preocupe, no le pasará nada, aunque algunas especies pueden desarrollar los huevos en su intestino.

Anfibios

Su consumo es más una moda exótica que una necesidad, por lo que no constituyen motivo de estudio serio y los puede comer si su paladar se lo permite. Entre ellos tenemos a las ranas, sapos y los batracios como las salamandras.

Peces en general

Son el mejor sustituto de la carne de mamíferos y no aportan ninguno de sus inconvenientes, salvo que se estropean con velocidad de relámpago. Los puede consumir congelados y hasta crudos si es su gusto, pero tenga en cuenta que las proteínas solamente se digieren cuando se coagulan y para ello la acción del calor es la mejor solución. El pescado azul, de mar o río, es mucho más nutritivo que el blanco, aunque se debe tomar en menor cantidad. Como peces más saludables tenemos al salmón, la trucha, la caballa, el atún y el bonito.

Moluscos

Entre ellos los caracoles marítimos, las ostras, las almejas y mejillones, así como los cefalópodos, pulpos y calamares. Empiezan a estar tan alejados de nuestra escala evolutiva que son muy adecuados para la alimentación y no suelen dar rechazos ni intolerancias por su ingestión, siempre que se consuman sanitariamente frescos. Nos proporcionan abundancia de proteínas y sales minerales.

Crustáceos

Como los cangrejos (de mar o río), las langostas o las gambas. No es una casualidad que la naturaleza les haya dotado de una coraza protectora y quizá nunca debieran ser un manjar para ricos o sibaritas de la cocina. El hecho de que sean muy caros no les otorga mayor calidad nutritiva que a una patata, por ejemplo. Si le sobra el dinero y tiene suficiente tiempo para pelarlos, no hay inconveniente en que los coma ya que no son perjudiciales, salvo en gran cantidad.

Insectos

No se horrorice si hablamos de los insectos como fuente alimentaria para el hombre, ya que quizá, en un futuro, constituyan la mejor y más abundante despensa para nuestros descendientes. Salvo excepciones, cada insecto posee en su interior todos los nutrientes esenciales para la vida, sin faltar uno solo. Que le resulten agradables o no es otro asunto, pero quede claro que se pueden comer, salvo las arañas y escorpiones, artrópodos nada recomendables. Tampoco son aptos para el consumo humano   coleópteros como los escarabajos y la cantárida (utilizado como afrodisíaco), aunque en épocas de penuria y aislamiento han sido alimentos que han logrado mantener con vida a presos y habitantes de las cavernas.

Capítulo aparte están ciertos productos elaborados por las abejas, como la **miel,** el **polen** y la **Jalea real**, los cuales son un alimento de extraordinario interés para el hombre y que gozan de buenas propiedades curativas. Otros insectos, como la mosca, no se consideran alimento válido para el hombre.

Zooplancton

Se trata del conjunto de organismos animales y vegetales que flotan y son desplazados pasivamente en aguas saladas o dulces. Es el producto formado por animales marinos y aunque todavía no constituye un alimento generalizado, son la gran reserva para los seres vivos.

Algas

Provistas de clorofila, ya no son el **alimento perfecto** del futuro sino del presente, especialmente cuando el hombre deje de emplear grandes esfuerzos para mantener y comer animales terrestres en lugar de recoger las algas del mar, sin cultivo ni grandes costes económicos.

Existen las variedades pardas, verdes y rojas, así como de procedencia marina, río o lago. Contienen un 50% de su peso en **proteínas** de un **valor biológico** superior a la carne, además de **grasas, vitaminas y minerales**, tan concentrados que con poca cantidad de alimento cubrimos nuestras necesidades. Se podrían obtener sin esfuerzo hasta *cien mil millones de toneladas al año*, cifra muy superior a la de los vegetales. Las algas de agua dulce tienen mejor sabor, son más nutritivas, pero al ser de menor tamaño son más difíciles de extraer y algo más caras.

Vegetales

Su valor como alimento es igual al de las algas marinas aunque, como contrapartida, requieren mucho trabajo tanto en la siembra, como en el cuidado y recolección. Son casi el alimento perfecto para el hombre, aunque se necesita mezclarlos entre sí para conseguir todos los nutrientes necesarios. Se pueden consumir crudoso manipulados, y su tolerancia gástrica es excelente lo mismo que el sabor, admitiendo toda clase de mezclas y son capaces incluso de curar la mayoría de las enfermedades del hombre.

Insistimos en que no es cierta esa creencia de que los vegetarianos están anémicos, pues las personas que eligen voluntariamente comer solamente productos de la tierra suelen tener una cultura alimentaria muy superior a la media y no cometen errores en su alimentación. Si su elección es consumir solamente los productos de la tierra es una elección sabia, pero procure que sean integrales o al menos poco manipulados. Lávelos bien para eliminar los tóxicos ambientales y cómalos crudos o poco cocinados. Salvo con algunos alimentos como las **espinacas**, no tire nunca el agua de la cocción y añada un poco de sal para que se cocinen mejor.

Semillas

Son el alimento perfecto para la mayoría de los seres vivos, incluido el hombre. Contienen todo lo necesario para la vida, no son necesarias grandes cantidades para alimentarnos, se desarrollan al abrigo de la contaminación ambiental, se conservan durante largas temporadas sin deteriorarse y se pueden comer enteras, sin manipulación ni cocción alguna.

Cualquier ser humano podría sobrevivir perfectamente a partir de semillas. El **polen** y las semillas de casi todas las **flores** y **frutas**, solamente requieren una buena masticación o trituración previa para que se digieran y absorban en su totalidad.

EL MIJO, un alimento especial

Un cereal de propiedades extraordinarias, suave sabor, que apenas engorda y totalmente libre de gluten.

Pitágoras, filósofo y matemático griego nacido en al año 582 a.C., dictó unas normas higiénicas y alimentarias, entre las cuales destacaba la prohibición de comer animales y recomendando encarecidamente el consumo de cereales, entre ellos el mijo. ¿Qué tiene este pequeño cereal por el que tanto interés mostraba nuestro célebre sabio?

En esencia no parece distinto al resto de los cereales (trigo, avena, cebada, centeno, maíz, arroz…), pues su grano está igualmente recubierto de una cascarilla rica en celulosa, y posee en su interior el grano (germen) cubierto del endosperma, que dará lugar a la harina. Nada en apariencia es diferente, aunque hay un dato significativo que le hace muy interesante: no tiene gluten. Bueno, en términos exactos, habría que decir que no contiene Gliadina, Secalina, Hordeína ni Avenina, prolaminas que se consideran tóxicas para los afectados de celiaquía. La prolamina presente en el Mijo es la Panicina, la cual no da lugar a los síntomas gastrointestinales típicos. Así que si en un envase de Mijo usted encuentra los términos sin TACC o GF, ya sabe a lo que nos estamos refiriendo.

Si nos atenemos a su composición en proteínas, veremos que es similar a las del trigo, pero superior en grasas poliinsaturadas, teniendo un gran valor energético gracias a sus hidratos de carbono, lo que le hace especialmente interesante para ser consumido en los meses de invierno o por personas con gran desgaste físico. Ricos en cenizas, hierro, vitaminas B y A, así como calcio (superior al resto de los cereales), su alto contenido en fibra y la alta digestibilidad de sus elementos nutritivos, son también otros rasgos característicos de los granos de mijo que influyen considerablemente en su aceptabilidad por el organismo.

Es significativa la presencia de ciertos minerales, especialmente fósforo, magnesio, flúor y sílice, además de lecitina y almidón. Toda esta composición nos lleva a considerarlo como un alimento completo exento de colesterol, grasas saturadas y gluten.

Aplicaciones medicinales del mijo

Este cereal es empleado desde hace milenios por sus propiedades terapéuticas, entre las que destacamos:

Alopecia (caída del cabello). El tratamiento debe seguirse durante al menos tres meses, que es el tiempo que tarda el pelo en renovarse.

Cansancio por exceso de trabajo. Incluso en poca cantidad, es el cereal más energético de todos, sin que produzca engorde adicional.

Por su contenido en hierro es adecuado en la anemia, menstruaciones abundantes, mujeres embarazadas y periodos de lactancia.

Favorece la regeneración celular y por tanto se considera excelente para fortalecer la salud de la piel, las uñas y los dientes.

Fortalece el esmalte dental, mejora las funciones cerebrales y cardiacas y contiene una enzima que actúa sobre las materias grasas.

Es muy diurético y se emplea en las afecciones de las vías urinarias y contra la formación de cálculos renales.

Además de combatir el agotamiento y permitir la recuperación tras el esfuerzo físico, alivia los calambres musculares y fortalece los músculos.

El mijo resulta igualmente eficaz para defenderse del estrés y la irritabilidad nerviosa, para reducir la intensidad y frecuencia de los ataques migrañosos, y como apoyo en regímenes adelgazantes.

Preparación básica

El mijo es un cereal de cocción rápida, muy fácil de cocinar. Como el grano es muy pequeño, antes de cocerlo, es preciso lavarlo y escurrirlo bien. Luego se tuesta ligeramente en una sartén, para inmediatamente después cocerlo en agua caliente, esperar a que hierva, y dejarlo a fuego suave unos 20 minutos o hasta que adquiera una textura esponjosa. Una vez cocinado, desaparece por completo el ligero deje amargo que desprende.

El mijo se suele cocer de forma irregular, de manera que algunos granos pueden quedar totalmente cocidos y abiertos al mismo tiempo que otros permanecen firmes y crujientes. A la hora de conservar el mijo de forma óptima, se aconseja guardarlos en recipientes herméticos, a ser posible de vidrio, y mantenerlos alejados del calor y de la humedad.

Una receta sencilla sería: nueva receta

PASTEL DE MIJO GRATINADO (no dulce)

INGREDIENTES:
1 taza de mijo.

1 taza de mozzarella o emmenthal rallado.

1 calabacín, 1 pimiento, 1 cebolla mediana.

250 cc de puré de tomate, sal, nuez moscada.

PREPARACION:

Cocer el mijo en agua y sal (el doble de agua que de mijo). Sofreír la cebolla y el pimiento cortados finamente hasta que se doren. Añadir el calabacín en rodajas y cuando esté todo tierno incorporar el puré de tomate y especiar.

Mantener a fuego lento durante 20 minutos. Posteriormente, en una fuente de horno que habremos untado con margarina vegetal, poner una capa de mijo, una capa de la mezcla preparada y finalmente una capa de queso. Alternar otra capa de mijo y terminar con queso. Gratinar en el horno 10 minutos. Servir caliente.

DIETA DETOX

Un modo sencillo para depurar el organismo, disminuir las intolerancias alimenticias, e incluso bajar de peso

Si usted ha sido recientemente diagnosticado de padecer alguna intolerancia alimenticia o tiene frecuentes recaídas cuando ya parecía curado, es el momento de considerar esta dieta que ahora que describimos, la cual, al mismo tiempo, le pondrá a punto su cuerpo.

Jennifer Aniston saltó a la fama primero por su trabajo en la serie de televisión Friends (por la cual ganó un Premio Emmy y un Globo de oro), posteriormente al divorciarse de Brad Pitt, y más recientemente por ser una defensora incondicional de la Dieta Detox, algo así como la revolución de las dietas.

Ella insiste que el secreto de su espléndida figura y de la salud que posee se debe solamente a esta dieta, aunque también reconoce que ha dejado el tabaco, la cafeína y el alcohol, además de beber todas las mañanas en ayunas un vaso de zumo de limón recién exprimido. Pues a ella le debemos el interés mundial que ha suscitado esta dieta que ahora comentamos.

Detox igual a desintoxicación

Desintoxicación, tal y como su impreciso nombre indica, es la eliminación de sustancias potencialmente tóxicas del cuerpo. Habitualmente es un proceso inducido por los médicos como tratamiento para la dependencia al alcohol o las drogas, aunque ahora también se emplea para referirse a las dietas, hierbas, y otros métodos de eliminación de toxinas del medio ambiente.

Según investigaciones recientes, muchas de las sustancias químicas que ingerimos a diario a través de los alimentos, e incluso aquellas que proceden del agua y del aire, se depositan en las células grasas de nuestro organismo, obstruyendo también la pared intestinal. También está comprobado que una dieta que carece de determinados nutrientes puede perjudicar nuestra capacidad natural para eliminar los productos químicos, lo que conduce a su acumulación en el organismo y su consecuencia para la salud: desequilibrio hormonal, deterioro de la función inmunitaria, carencia nutricional, y un metabolismo deficiente. Se cree que algunos de los signos que nos deberían alertar son, indigestión, mal aliento, fatiga, piel marchita, y dolor muscular.

Algunos laboratorios privados ofrecen pruebas que analizan la orina, heces, sangre y función hepática en busca de sustancias tóxicas, aunque no siempre suelen ser demandadas por los médicos.

La idea que propone la Dieta Detox es sencilla y razonable: si eliminamos toxinas de nuestro cuerpo, tanto las procedentes de los alimentos y los fertilizantes, como del ambiente o de los productos químicos que ingerimos o están en contacto con nosotros, nuestro organismo se sentirá mejor y podremos poner en marcha el poder de autocuración que tenemos.

Requisito imprescindible es seguir esta dieta depurativa durante al menos dos o tres semanas, al finalizar las cuales deberemos haber conseguido un aumento en la eliminación de las toxinas del cuerpo, la limpieza del colon, la mejora de la circulación y su capacidad para eliminar sustancias tóxicas, la eliminación de elementos perjudiciales de la dieta o que sean alergénicos, así como una mejora en la función del hígado, el principal órgano involucrado en la desintoxicación.

Beneficios

Quienes la han seguido dicen notar más energía, la piel más lisa, evacuaciones intestinales regulares, mejor digestión, tolerancia aumentada a alimentos anteriormente mal tolerados, aumento de memoria y concentración y, en ocasiones, pérdida de peso. Más significativos han sido los beneficios logrados en aquellas personas que padecen intolerancias diversas a los alimentos.

En general, una dieta Detox es una dieta a corto plazo que:

Minimiza la cantidad de sustancias químicas ingeridas (por ejemplo, mediante el consumo de alimentos cultivados en medios no orgánicos).

Hace hincapié en los alimentos que proporcionan vitaminas, minerales y antioxidantes que el cuerpo necesita para la desintoxicación.

Contiene alimentos con alto contenido de fibra y agua, los cuales logran extraer y eliminar las toxinas mediante el aumento en la frecuencia de las evacuaciones y la eliminación de orina.

Facilita el paso a través del intestino delgado de los nutrientes, al mismo tiempo que bloquea aquellas sustancias que deben ser eliminadas.

Cómo hay que planificar la Dieta Detox

Comience su dieta un fin de semana y hágala no más de tres veces al año. Así no notará grandes cambios en su modo de vivir y comer, pero poco a poco estará comiendo sin darse cuenta muchas más hortalizas y frutas que antes de la dieta de desintoxicación.

Deberá consumir lo siguiente:

1. Frutas y verduras cultivadas biológicamente.

Esto le obligará a acudir a centros especializados, pero en las grandes ciudades suelen estar abiertos todos los días, incluso los festivos. Son algo más caros, pero merecen la pena. Además, en el presupuesto mensual no suponen un incremento excesivo.

Estos alimentos crecen sin pesticidas ni abonos químicos, normalmente regados con agua de lluvia, y la tierra es sumamente fértil pues no se la deja agotar. Si no dispone de ningún centro próximo a su casa, acuda a la verdulería de su confianza y lave bien frutas o verduras.

2. Beba mucha agua.

No hace falta que sea mineral, salvo que viva en un lugar de aguas tratadas químicamente o desalada. En su defecto, los zumos de vegetales podrían ser una solución, pero insistimos en que nada puede ni debe sustituir al agua. Los zumos de frutas no son una opción, más que nada porque están concentrados y contienen demasiados carbohidratos. Si los consume, añada agua y restituya la fibra que tenían en origen.

3. Ayune de vez en cuando

No considere el ayuno como una tortura para los sentidos, ni se imagine que va a pasar hambre incontrolable. El ayuno bien llevado no debe ser total, pero esa drástica disminución en los alimentos ayudará a los procesos de eliminación de residuos. A fin de cuentas, si nuestro organismo no está ocupado en la digestión continuada de alimentos, durante el ayuno podrá acelerar la quema de residuos energéticos.

Un fin de semana bebiendo solamente zumos vegetales, e incluso comiendo uvas, podría ser una alternativa válida al ayuno drástico.

4. Ejercicio

Usted no debería modificar sus hábitos sociales, y si entre ellos está el acudir a un gimnasio para hacer ejercicio, nada que objetar. No obstante, según sus aficiones quizá sería conveniente disminuir la intensidad del entrenamiento. El

Yoga, el Taichi, e incluso el Pilates, son buenas opciones para entrenar en épocas de reajuste en la dieta.

5. Alimentos a suprimir

No deberá consumir proteínas de origen animal, especialmente las procedentes de mamíferos. Le advertimos que el jamón serrano o el cordero se encuentran entre ellas. Tampoco deberá consumir lácteos, aunque un yogur natural de vez en cuando no se considera negativo.

Si necesita proteínas, las legumbres, las algas, los cereales sin gluten y la soja, son buenas opciones. Mezclándolas hábilmente conseguirá todos los aminoácidos esenciales que necesita, lo mismo que suficiente cantidad de vitamina B12. Tenga siempre en cuenta las posibles intolerancias.

6. Azúcar blanco

Ni un gramo, pero tampoco le sugerimos que lo reemplace por sacarina. Los productos químicos no tienen opción en esta dieta.

7. Suprimir el alcohol, la cafeína, y la nicotina

El alcohol ocasiona deshidratación y alteraciones hepáticas, mientras que los estimulantes evitan que el cuerpo se relaje. No olvide que el alcohol está presente en bebidas aparentemente "saludables" como el vino y la cerveza. La cafeína, por su parte, se encuentra en las bebidas de cola, el café, el té y el chocolate.

Sobre la inconveniencia de la nicotina poco que añadir. Así que ni siquiera en chicles.

Alimentos a consumir con preferencia

Verduras	Destacamos el brécol, coliflor, coles de Bruselas, cebollas, ajos, alcachofas, remolacha, zanahorias, setas, pimientos, puerros, calabacín, pepinos.
Arroz y otros granos	Permitidas todas las formas de arroz (hay casi 2.000 en todo el mundo). Entre las más variedades consumidas están el arroz de grano largo que tiene gran tamaño; el de grano corto que se emplea habitualmente en las paellas: el silvestre o arroz indio que es algo más oscuro y crujiente; el integral que está igualmente descascarillado, pero que conserva el pericarpio (la cubierta). Es más nutritivo, contiene más fibra, pero tiene dos inconvenientes: no gusta a los niños, y el tiempo de cocción debe ser mayor. No se pasa. Esta propiedad la conserva también el arroz vaporizado. Otros granos La Quinoa que procede de Bolivia y tampoco contiene gluten, el amaranto igualmente sin gluten, el extraordinario y energético mijo, así como el trigo sarraceno, una gramínea saludable y sabrosa. La avena está especialmente recomendada.
Fruta	Cualquier fruta, sean frescas, congeladas, secas o enlatadas (cuidado con los aditivos) en zumo natural de fruta sin azúcar. Esto incluye las manzanas, plátanos, peras,

	naranjas, pomelos, pasas de uva, piña, mangos, kiwis, fresas, frambuesas, grosellas negras, nectarinas, melocotones, melones, sandías, etc.
Legumbres	Incluyendo aquellas que están secas o enlatadas en agua. Esto incluye las judías pintas o blancas, la soja verde y las lentejas.
Pescados	Cualquier pescado fresco incluyendo el bacalao, caballa, salmón, trucha, atún, lenguado, salmonete, rape, pez espada, etc. Las conservas de pescado en agua son aptas también, por ejemplo el salmón o el atún.
Otros	Tofu Frutos secos sin sal. Pipas de calabaza verdes. Palomitas de maíz sin sal. Yogur natural Cocine con aceite de oliva virgen extra y vinagre balsámico Añada a sus guisos ajo, jengibre y hierbas frescas Si necesita endulzar ponga miel pura Agua. Al menos 2 litros al día. Puede ser del grifo. Infusiones de hierbas depurativas: fumaria, bardana, malva, hinojo, fucus, cola de caballo, zarzaparrilla.

Y más recomendaciones

Es importante tener la piel muy limpia mientras se ayuna, pues el proceso depurativo eliminará a través de la piel muchas sustancias tóxicas que deberán ser arrastradas por el agua de la ducha y una esponja de fibra natural. El baño caliente no es recomendable.

Algún ejercicio suave será muy útil para forzar al proceso depurativo. Deberá incluir respiraciones profundas y estiramientos.

Cuando la dieta finalice deberemos incluir poco a poco los alimentos suprimidos, aunque muchas personas manifiestan no sentir ya interés por ellos. No hay que olvidar seguir bebiendo agua en abundancia.

Si no quiere seguir la dieta íntegramente, puede cambiar sus hábitos al menos en la cena.

Puede tomar vitaminas y minerales complementarios, pero en dosis pequeñas.

Conclusiones

Lo importante de esta dieta no es que usted baje peso, sino que recupere la salud y la energía. Por ello está especialmente recomendada en casos de intolerancias alimenticias que lleven padeciéndose durante años. En estos casos los beneficios son más importantes y quizá su aparato digestivo comience a funcionar de modo mucho más correcto desde entonces. A fin de cuentas, no tiene nada que perder; solamente ganar.

¿Todo el mundo puede seguir una Dieta Detox?

Las personas que estén considerando seguir esta dieta deberían consultar primero a un profesional sanitario cualificado. Por supuesto, las mujeres embarazadas o lactantes, o los niños pequeños no deberían seguirla, salvo consejo médico expreso. Tampoco quienes padezcan algún tipo de anemia, diabetes, enfermedad renal, trastornos tiroideos, enfermedades autoinmunes, cáncer, enfermedad terminal, ciertas enfermedades genéticas, y otras patologías que a criterio médico no aconsejen un cambio en la dieta.

¿Tiene efectos no deseables?

Pocos, pero que son consecuencia lógica del proceso de eliminación. Uno de los efectos secundarios más comunes es el dolor de cabeza en los primeros días de comenzar la dieta de desintoxicación, a menudo debido a la cafeína retirada. Así que si usted no es un asiduo a ella, nada que temer. En caso contrario, debería disminuir su ingesta gradualmente antes de iniciar una dieta de desintoxicación.

Otros efectos adversos incluyen diarrea por el aumento de la fibra, lo que le obligará a beber más agua –solamente agua– lo que en principio no sería un problema. Paradójicamente, el estreñimiento puede declararse si la gente consume un exceso de fibra sin incrementar su ingesta de líquidos. Y esta recomendación vale para todas aquellas personas que toman fibra habitualmente. Siempre con agua abundante, pues necesita ser rehidratada para eliminarse y esto requiere líquidos.

Otros efectos secundarios pueden incluir cansancio, irritabilidad, acné, pérdida de peso, y el hambre. Usted ha estado acostumbrado durante años a una ingesta determinada de alimentos, generalmente superior a sus necesidades, pero su organismo se ha adaptado y ahora quizá los eche en falta. Si se da un poco de tiempo, se adaptará sin problemas.

CAPITULO 6

RECETAS

Tazón de aguacate, frijol negro y tomate

Tiempo de práctica: 10 minutos

Tiempo Total: 10 minutos

Rendimiento

Sirve 1 (tamaño de la porción: 1 tazón)

Este tazón sin carne ofrece una variedad de texturas y sabores, que incluyen frijoles negros con aroma de comino, tomates ampollados, maíz y aguacate fresco que son igualmente buenos a temperatura ambiente. Si no tiene tiempo para guisar sus propios frijoles, los frijoles sin sal enlatados funcionan igual de bien aquí. Siéntase libre de mezclarlo todo en lugar de dividirlo en cuadrantes. Termínalo con un poco de lima, si quieres.

Ingredientes

½ taza de fríjoles negros guisados salados, calentados

1 cucharadita de aceite de oliva

1/2 taza de tomates de uva

1/4 taza de granos de maíz frescos (de 1 oreja)

1/2 aguacate maduro de tamaño mediano, en rodajas finas

1 rábano mediano, cortado muy fino

2 cucharadas de hojas frescas de cilantro

1/4 cucharadita de sal marina

1/8 cucharadita de pimienta negra

Información nutricional

Calorías 428

Grasa 19g

Proteína 17g

Hidratos de carbono 53 g

Fibra 17g

Azúcares 14g

Sodio 709 mg

Calcio 10%

Potasio 38%

Sartén Ratatouille

Rendimiento

Sirve para 4 (tamaño de la porción: aproximadamente 1 3/4 tazas)

En lugar de una salsa o de un lado, servimos este plato provenzal como se pretendía originalmente: un estofado simple y humilde. Es una excelente manera de usar un paquete de productos de verano. También puede duplicar el guisado y refrigerar hasta 1 semana antes, luego servir como tal, cuchareado sobre polenta o con pollo o pescado al horno. Si quiere una consistencia de guiso abundante en lugar de una sopa, reservando 1/2 taza del líquido de tomate en lata será suficiente.

Los ingredientes

2 latas de tomates en cuadritos sin sal.

2 latas de garbanzos sin sal, enjuagados y escurridos

1 1/2 cucharadas de aceite de oliva virgen extra.

1 cucharada de ajo picado

1 cucharadita de sal.

1 taza de cebolla roja picada

1 taza de pimiento rojo picado

1 calabacín grande, cortado en piezas

1 calabaza amarilla grande, cortada en piezas

1 berenjena pequeña, pelada y cortada en piezas

1 cucharada de vinagre de vino tinto

1/2 cucharadita de pimentón ahumado

1/2 cucharadita de pimienta negra

2 cucharadas de hojas frescas de albahaca (opcional)

Información nutricional

Calorías 354

Grasa 7.3g

Proteína 15g

Carbohidrato 58g

Fibra 13g

Colesterol 4mg

Hierro 4mg

Sodio 558 mg

Calcio 148mg

Azúcares 13g

Cómo hacerlo

Paso 1

Escurra 1 lata de tomates en un colador sobre un tazón, reservando 1/2 taza de líquido. Escurrir el resto de 1 lata de tomates; descartar líquido. Combine los tomates, el 1/2 taza de líquido reservado y los garbanzos en un tazón.

Paso 2

Caliente 1 cucharada de aceite en una sartén grande a fuego medio-alto. Agregue el ajo, 1/2 cucharadita de sal y los siguientes 5 ingredientes (a través de la berenjena). Saltear de 7 a 8 minutos o hasta que esté ligeramente tierno. Agregue la mezcla de tomate y el resto de 1/2 cucharadita de sal; Tapar y cocinar 5 minutos.

Paso 3

Destapar pan; Agregue el vinagre, el pimentón y la pimienta negra. Cocine por 5 minutos o hasta que la mezcla de vegetales esté ligeramente espesa. Divida la mezcla de vegetales en 4 tazones poco profundos; rocíe las porciones uniformemente con el resto de 1 1/2 cucharadita de aceite. Espolvoree con hojas de albahaca, si lo desea.

Cuencos de quinoa con aguacate y huevo

Tiempo activo: 15 minutos

Tiempo Total: 15 minutos

Rendimiento

Sirve 2 (tamaño de la porción: aproximadamente 2/3 taza de mezcla de quinua, 1 huevo y 1/4 de aguacate)

Este desayuno rápido y satisfactorio está lleno de alimentos antiinflamatorios: aceite de oliva virgen extra, aguacate, tomates, quinoa y huevos omega-3. Para obtener aún más beneficios antiinflamatorios, sírvalos con una naranja o una toronja. Los huevos enriquecidos con omega-3 provienen de gallinas que se alimentan con una dieta rica en omega-3 (que generalmente contiene linaza). Son fáciles de encontrar; basta con mirar de cerca las etiquetas en los cartones de huevos Aquí pedimos quinoa cocida, un uso perfecto para las sobras. O elija un paquete que ahorre tiempo de quinoa precocida (sin aderezar) en la sección de congeladores o en el pasillo de granos de su supermercado, ya que cada vez más fabricantes ofrecen esta conveniencia.

Los ingredientes

2 cucharaditas de aceite de oliva virgen extra

1 cucharadita de vinagre de vino tinto

1/4 cucharadita de sal

1 taza de quinoa tricolor cocida caliente

1 taza de tomates de uva, a la mitad

1/2 taza de frijoles negros sin sal enlatados, enjuagados, escurridos y calentados

2 cucharadas de cilantro picado, y más para decorar

2 huevos grandes omega-3

1/2 aguacate maduro, en rodajas

Información nutricional

Calorías 343

Grasa 16.4g

Proteína 15g

Carbohidrato 35g

Fibra 9g

Colesterol 186mg

Hierro 4mg

Sodio 332 mg

Calcio 86mg

Azúcares 3g

Cómo hacerlo

Paso 1

Bate 1 1/2 cucharaditas de aceite, vinagre y un poco de sal.

Paso 2

Combine la quinoa, los tomates, los frijoles, el cilantro y 1/8 cucharadita de sal; mezcle suavemente para combinar. Divida la mezcla uniformemente entre 2 tazones.

Paso 3

Calienta una sartén mediana antiadherente a fuego medio. Agregue el resto de 1/2 cucharadita de aceite; agitar para cubrir. Rompe los huevos, 1 a la vez, en una sartén. Cubrir. Cocine hasta que los blancos estén listos y la yema siga siendo líquida, de 2 a 3 minutos. Rocíe el aderezo de manera uniforme sobre la mezcla de quinoa; Cubrir con huevos y aguacate. Espolvorear con el resto de sal. Decore con cilantro adicional, si lo desea.

Huevos con salsa de champiñones

Es una comida súper rápida gracias a la ensalada de brócoli empacada, zanahorias cortadas a juego. y arroz integral para microondas. Una sartén más pequeña (de 8 a 10 pulgadas) hará una tortita más alta y mullida. La salsa Tamari es un poco más espesa que la salsa de soja con un sabor más robusto (muchas marcas también son sin gluten). Use en cualquier lugar donde use salsa de soja, especialmente en marinadas de carne.

Los ingredientes

2 cucharadas de aceite de sésamo

3/4 taza de zanahoria cortada

1 manojo de cebollas verdes, en rodajas finas, partes blancas y verdes

2 tazas de ensalada de brócoli envasada

1 cucharadita de jengibre fresco picado y picado

3 dientes de ajo, rallados

1 cucharada de vinagre de arroz sin condimentar

1 1/2 cucharadas de salsa tamari o salsa de soja

3/4 cucharadita de pimienta negra recién molida

6 huevos grandes, ligeramente batidos

1 taza de caldo de verduras

1 cucharada de harina para todo uso

1 paquete de setas

2arroz integral precocido

1 cucharada de semillas de sésamo tostadas

Información nutricional

Calorías 390

Grasa 17.6g

Proteína 18g

Hidratos de carbono 44g

Fibra 5g

Colesterol 279 mg

Hierro 4mg

Sodio 658 mg

Calcio 90 mg

Azúcares 4g

Como hacerlo

Paso 1

Precalentar el asador; coloque la rejilla en la posición media superior.

Paso 2

Caliente 1 cucharada de aceite en una sartén apta para horno a temperatura media-alta. Agregue la zanahoria y las partes blancas de la cebolla verde; Saltear 3 minutos. Añadir la ensalada, el jengibre y el ajo; Cocine 3 minutos, revolviendo ocasionalmente. Añadir el vinagre; Cocine 1 minuto o hasta que el líquido se evapore.

Paso 3

Combine 1 1/2 cucharaditas de tamari, 1/4 cucharadita de pimienta y huevos en un tazón, revolviendo con un batidor. Agregue la mezcla de huevo a la mezcla de repollo en una sartén, inclinando la sartén para extender la mezcla de manera uniforme. Cocine de 3 a 4 minutos o hasta que el huevo esté en la parte inferior. Coloque la cacerola en el horno; asar durante 2 minutos o hasta que la parte superior esté firme y dorada. Cortar en cuartos.

Etapa 4

Combine el caldo y la harina en un tazón, revolviendo con un batidor. Caliente una cucharada de aceite restante en una sartén a fuego medio-alto. Añadir las setas; Cocine por 5 minutos o hasta que esté dorado. Añadir la mezcla de harina; hierva y cocine 1 minuto o hasta que la mezcla esté ligeramente espesa. Agregue el resto de 1 cucharada de tamari y 1/4 cucharadita de pimienta.

Paso 5

Caliente el arroz de acuerdo con las instrucciones del paquete. Dividir uniformemente entre 4 platos. Cubra cada porción con 1 cuña de panqueque y 1/4 taza de mezcla de champiñones; cubra de manera uniforme con las partes verdes de las cebollas, quedando 1/4 cucharadita de pimienta y semillas de sésamo.

Coles de Bruselas y Tempeh crujiente con aderezo de soja

Este plato picante de estilo tailandés es como una explosión de frescura abundante, pero con ingredientes que son tan buenos durante los meses de invierno. Busque tempeh con los otros sándwiches de carne vegetariana en el pasillo de productos.

Los ingredientes

2 cucharadas de aceite de sésamo, dividido

4 onzas de tempeh, en rodajas finas

4 cucharaditas de salsa de soja

2 cucharaditas de vinagre de arroz

1/8 cucharadita de sal

2 cucharadas de cilantro fresco picado

11/2 tazas de coles de Bruselas en rodajas muy finas

6 rodajas finas de chile de Fresno

2 cucharadas de cacahuetes picados tostados

2 gajos de lima

Información nutricional

Calorías 318

Grasa 25g

Sin grasa 19g

Proteína 17g

Carbohidrato 13g

Fibra 3g

Azúcares 2g

Sodio 527 mg

Calcio 10% DV

Potasio 17% DV

Cómo hacerlo

Paso 1

Calienta una sartén mediana a fuego medio-alto. Añadir 1 cucharada de aceite a la sartén; agitar para cubrir. Agregue el tempeh; Cocine hasta que estén crujientes y doradas, aproximadamente 2 minutos por lado. Transferencia a un plato.

Paso 2

Mezcle la salsa de soja, el vinagre, la sal, 1 cucharada de cilantro y el aceite de sésamo restante en un tazón mediano. Agregue las coles de Bruselas, y mezcle para cubrir. Divide la mezcla entre 2 tazones. Espolvoree con rebanadas de chile y cacahuetes, y cubra con las rebanadas de tempeh. Rocíe con el aderezo restante y cubra con la cucharada restante de cilantro. Servir con gajos de lima.

Chile de lentejas vegetarianas

Tiempo activo: 20 minutos

Tiempo Total: 1 hora

Rendimiento

Sirve 8 (tamaño de la porción: 1 1/2 tazas)

Con reminiscencias de su chile clásico, este chile de lentejas vegetariano se completa con azúcar, vinagre y especias. Las lentejas brillan, pero no son abrumadoramente terrosas. Los frijoles y los tomates le dan una textura abundante, mucha proteína y casi la mitad de su requerimiento diario de fibra. Sirva con pan de maíz y juegue con sus ingredientes: agregue cebolla roja o aguacate, incluso fritos a la mezcla. ¿Quiere hacerlo completamente vegano? Simplemente deje de lado la crema agria y el queso.

Los ingredientes

2 cucharadas de aceite de oliva

1 1/2 tazas de cebolla amarilla picada (de 1 cebolla mediana)

1 taza de pimiento rojo picado (de 1 pimiento mediano)

3 dientes de ajo, finamente picados (1 cucharada.)

1 cucharada de chile ancho en polvo

2 cucharaditas de comino molido

1 1/2 cucharadita de sal

8 tazas de caldo de verduras sin sal

1 libra de lentejas negras secas

1 frijoles sin sal, escurridos y enjuagados

2 cucharadas de azúcar marrón claro

2 cucharadas de vinagre de jerez

3 onzas de queso cheddar blanco, rallado (aproximadamente 3/4 de taza)

1/2 taza de crema agria ligera

1/2 taza de hojas de cilantro

1 jalapeño, en rodajas finas

Información nutricional

Calorías 415

Grasa 9g

Proteína 24g

Carbohidrato 62g

Fibra 12g

Azucares 11g

Azucares agregados 3g

Sodio 736 mg

Calcio 14% DV

Potasio 14% DV

Cómo hacerlo

Paso 1

Caliente el aceite en un horno grande holandés a fuego medio-alto. Agregue la cebolla y el pimiento y cocine, revolviendo ocasionalmente, hasta que se ablande un poco, aproximadamente 6 minutos. Agregue el ajo, el chile en polvo, el comino y 1 cucharadita de sal, revolviendo constantemente durante 1 minuto. Agregue el caldo, los tomates y las lentejas y hierva a fuego alto. Reduzca el fuego a medio y cocine a fuego lento, parcialmente cubierto, hasta que las lentejas estén tiernas, aproximadamente de 25 a 30 minutos. Agregue los frijoles, el azúcar moreno, el jerez y la 1/2 cucharadita de sal restante. Reduzca el fuego a bajo y revuelva ocasionalmente hasta que los frijoles se hayan calentado, aproximadamente 5 minutos.

Paso 2

Con una cuchara, vierta el chile en tazones y cúbralo con queso, crema agria, cilantro y rodajas de jalapeño.

Pizza de tomate, albahaca y maíz

Tiempo activo: 15 minutos

Tiempo Total: 25 minutos

Rendimiento

Sirve 6 (tamaño de la porción: 1 rebanada)

Una pizca de harina de maíz evita que la masa se adhiera a la piedra de la pizza y hace que el fondo de la corteza sea más crujiente.

Si no tiene una piedra de pizza rectangular, use una bandeja para hornear pesada. A menudo puede encontrar mozzarella fresca en la sección de quesos especiales de la tienda de comestibles. Una llovizna de esmalte balsámico fuerte proporciona el equilibrio perfecto para las verduras dulces de verano. Servir con una ensalada verde. Permitir que la masa alcance la temperatura ambiente facilitará el proceso de desenrollado. La altura de los tomates de verano son las estrellas aquí.

Los ingredientes

1 libra de masa de pizza fresca refrigerada

1 cucharada de harina de maíz amarilla simple

1/2 taza de salsa marinara baja en sodio

1 tomate grande, en rodajas finas

2/3 taza de granos de maíz frescos (de 2 espigas)

3 1/2 onzas de queso mozzarella fresco, rasgado (aproximadamente 1 taza)

2 dientes de ajo, en rodajas finas

1/2 cucharadita de sal

1/2 cucharadita de pimienta negra recién molida

1/4 taza de hojas de albahaca holgadamente envueltas, rasgadas

1/4 cucharadita de pimiento rojo picado

1 cucharadita de aceite de oliva

1 cucharada de glaseado balsámico

Información nutricional

Calorías 285

Grasa 7.3g

Proteína 10g

Carbohidrato 43g

Fibra 6g

Colesterol 12mg

Hierro 1 mg

Sodio 552 mg

Calcio 12mg

Azúcares 5g

Azúcares añadidos 2g

Cómo hacerlo

Paso 1

Coloque una piedra de pizza rectangular en el horno y precaliente. (No quite la piedra de pizza mientras el horno se precalienta.)

Paso 2

Coloque la masa en un recipiente apto para microondas. Cubra con envoltura de plástico y colóquese en el microondas a alta potencia 30 segundos, hasta que la masa se caliente ligeramente. Coloque la masa sobre una superficie ligeramente enharinada y enrolle en un rectángulo de 15 x 12 pulgadas. Espolvoree harina de maíz en un pedazo grande de papel pergamino; Coloque el rectángulo de masa en la harina de maíz. Dejar reposar 5 minutos.

Paso 3

Coloque el pergamino y la masa en una bandeja para hornear plana. Hornee durante 3 minutos. Unte la salsa marinara en la corteza. Cubra uniformemente con tomate, maíz, queso y ajo. Espolvorear con sal y pimienta negra. Deslice suavemente la pizza sobre la piedra de pizza precalentada. Hornee durante

12 minutos o hasta que la masa esté dorada y los bordes estén crujientes. Espolvoree la albahaca y el pimiento rojo picado uniformemente sobre la parte superior; Rociar con aceite y glaseado balsámico. Cortar en 6 rebanadas.

Grano de col rizada y garbanzos con aderezo de aguacate

Tiempo activo: 20 minutos

Tiempo Total: 20 minutos

Rendimiento

Sirve para 4.

Este tazón de verduras, cargado y crujiente, está lleno de color, gracias a las zanahorias y los garbanzos crujientes, la col rizada fresca y un aderezo de aguacate. También proporciona más de 50 dosis de su dosis diaria de fibra, clave para la pérdida de peso, energía y una digestión saludable. El bulgur, también llamado trigo quebrado, es un grano integral de cocción rápida. Estos tazones también serían excelentes almuerzos de preparación. Empaque la mezcla de aguacate por separado, agregue un poco de agua para diluirla según sea necesario.

Los ingredientes

1 taza de agua hirviendo

1/2 taza de bulgur (trigo) crudo

2 latas (15 onzas) de garbanzos sin sal, enjuagados y escurridos

1 1/2 cucharadas de aceite de canola

2 tazas de zanahorias finamente picadas

1/2 taza de chalotes en rodajas verticales

1/2 taza de hojas frescas de perejil

3/4 cucharadita de sal

1/2 cucharadita de pimienta negra

1/2 aguacate, pelado y picado.

2 cucharadas de aceite de oliva virgen extra

1 cucharada de jugo de limón fresco

1 cucharada de agua

1 cucharada de tahini (pasta de semillas de sésamo), bien agitada

1 diente de ajo

1/4 cucharadita de cúrcuma molida

Información nutricional

Calorías 520

Grasa 20g

Proteína 18g

Carbohidratos 68g

Fibra 16g

Azúcares 7g

Sodio 495 mg

Calcio 26% DV

Potasio 26% DV

Cómo hacerlo

Paso 1

Combine 1 taza de agua hirviendo y bulgur en un tazón mediano. Dejar reposar 10 minutos; escurrir bien.

Paso 2

Los garbanzos se secan con toallas de papel. Caliente el aceite de canola en una sartén grande a fuego alto. Agregue los garbanzos y las zanahorias; Cocine, revolviendo ocasionalmente, hasta que los garbanzos estén dorados, aproximadamente 6 minutos. Añadir col rizada. Tape y cocine hasta que la col rizada esté ligeramente marchita y las zanahorias estén tiernas, aproximadamente 2 minutos. Agregue la mezcla de garbanzos, chalotes, perejil, 1/2 cucharadita de sal y pimienta al bulgur; sacudida.

Paso 3

Procese el aguacate, el aceite de oliva, el jugo, 1 cucharada de agua, el tahini, el ajo, la cúrcuma y el resto de 1/4 cucharadita de sal en un procesador de alimentos hasta que quede suave. Divida la mezcla de bulgur en 4 tazones; rociar uniformemente con la mezcla de aguacate.

Lasaña vegana sin gluten

Rendimiento

Lasaña es la mejor comida de confort. Es cremosa, con queso, y llena de sabor abundante. Pero si quiere hacer una versión vegana sin gluten, ¿qué se hace? El calabacín y el tofu para ayudar.

El calabacín en rodajas finas es un gran soporte para los fideos. Cuando está salado, se extrae el exceso de humedad, dejándolo con una lasaña tan firme como la versión de fideos. El tofu triturado, cuando se sazona correctamente, tiene un sabor inquietantemente similar al ricotta, pero con muchas menos calorías y grasa. Tiene sus propias recetas tradicionales y sorprenderá a todos los invitados.

Los ingredientes

3 calabacines grandes

1 1/4 cucharaditas de sal

2 cucharadas de aceite de oliva

3 dientes de ajo, picados

2 pimientos rojos medianos, picados

2 tazas de champiñones blancos rebanados

1 libra de tofu firme

1/3 taza de mayonesa vegana

2 cucharadas de levadura nutricional

1/4 cucharadita de pimienta negra, o al gusto

1/2 cucharadita de cebolla en polvo

1 cucharadita de orégano seco

1 cucharadita de albahaca seca

Spray para cocinar

3 tazas de salsa marinara baja en sodio

1 taza de queso no lácteo

Información nutricional

Calorías 272

Grasa 16.4g

Proteína 9g

Carbohidratos 21g

Fibra 4g

Azúcares 7g

Colesterol 0 mg

Hierro 3 mg

Sodio 531 mg

Calcio 222 mg

Cómo hacerlo

Paso 1

Precaliente el horno.

Paso 2

Cortar finamente el calabacín a lo largo con una mandolina. Mezcle con 1/2 cucharadita de sal y colóquela en un colador para sudar.

Paso 3

En una cacerola grande a fuego medio-alto, agregue el aceite de oliva, el ajo, el pimiento, la cebolla y los champiñones. Saltee durante 5-10 minutos, o hasta que las verduras estén blandas.

Etapa 4

Escurrir el tofu y triturar bien en un recipiente grande. Mezcle la mayonesa vegana, la levadura nutricional, la pimienta, el polvo de cebolla, el orégano y la albahaca. Dejar de lado.

Paso 5

En un recipiente de vidrio o cerámica de 11x7 pulgadas cubierto con aerosol para cocinar, vierta 1.5 tazas de salsa de tomate. Luego continúe con las capas de calabacín, verduras cocidas, calabacín, tofu ricotta, calabacín y la salsa restante. Espolvoree sobre el queso no lácteo y hornee por 30 minutos. Deje reposar durante 5 minutos antes de cortar.

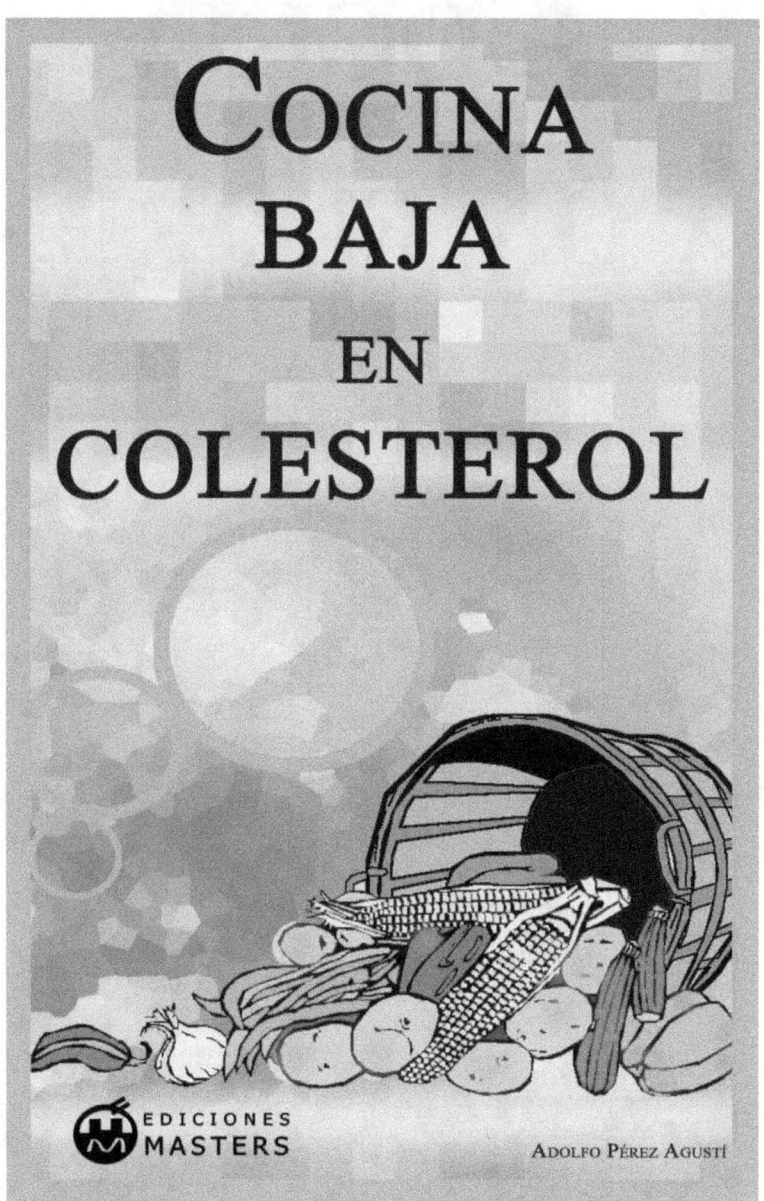

COCINA

BAJA

EN

COLESTEROL

EDICIONES
MASTERS

ADOLFO PÉREZ AGUSTÍ

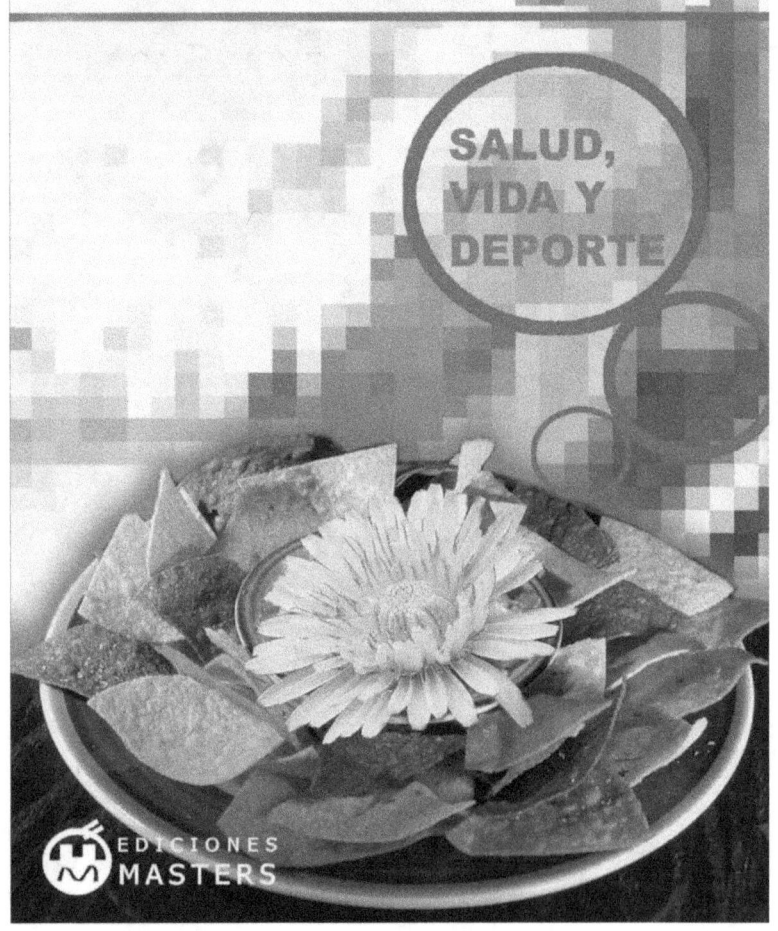

COCINA

CON FLORES

SALUD, VIDA Y DEPORTE

EDICIONES
MASTERS

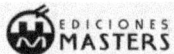

EDICIONES
MASTERS

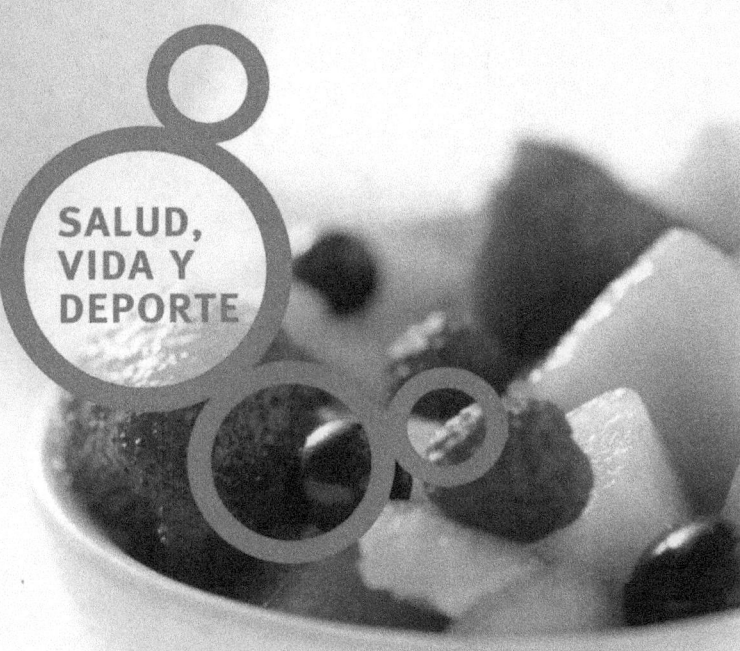

SALUD,
VIDA Y
DEPORTE

Cocina para enamorados

RECETAS Y CONSEJOS AFRODISÍACOS

Adolfo Pérez Agustí

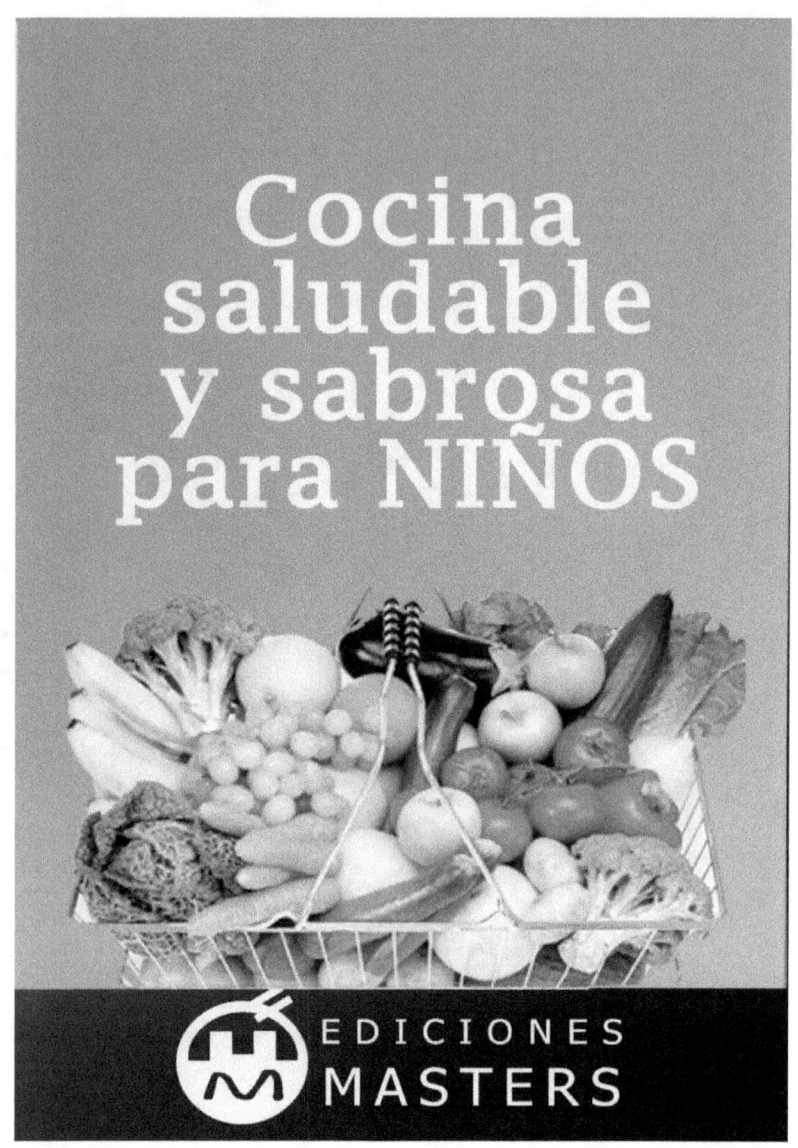

Cocina
saludable
y sabrosa
para NIÑOS

EDICIONES
MASTERS

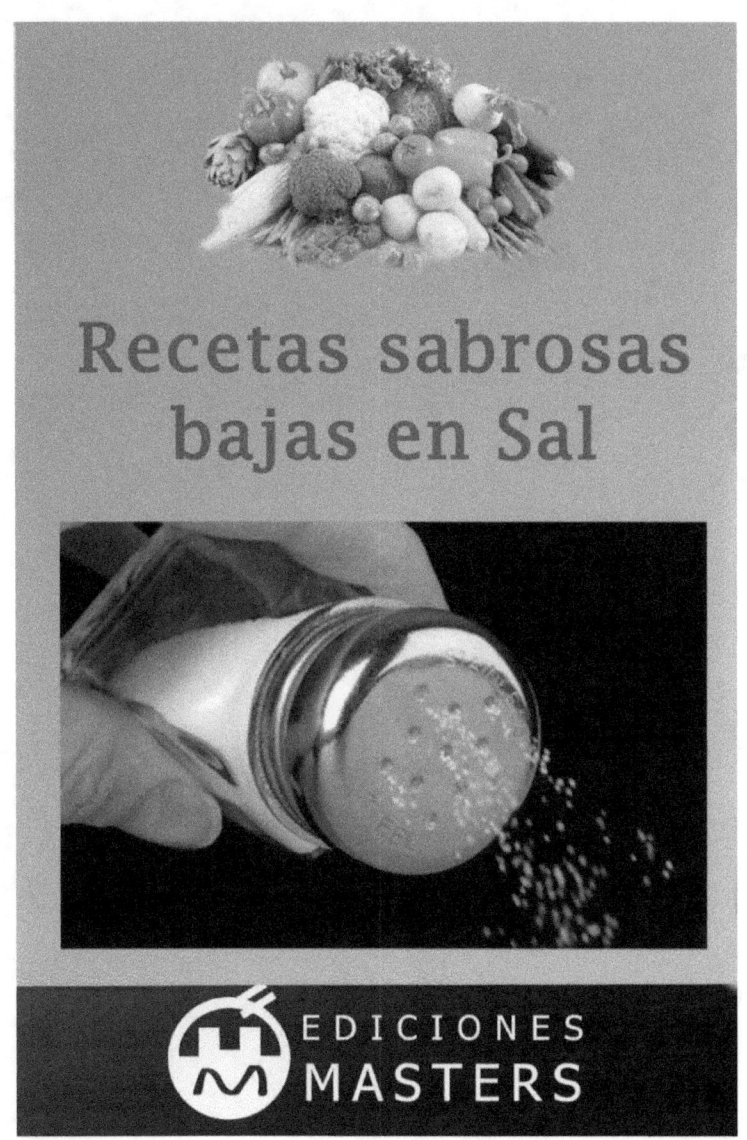

Recetas sabrosas bajas en Sal

EDICIONES MASTERS